コロナワクチン
私たちは騙された

鳥集 徹

宝島社新書

はじめに
――ノーベル賞の深い闇

2023年10月2日、ノーベル生理学・医学賞に米ペンシルベニア大学のカタリン・カリコ氏（ハンガリー出身）とドリュー・ワイスマン氏（米国出身）の二人が選ばれました。

ファイザー・ビオンテックやモデルナなどの新型コロナワクチン（以下、コロナワクチン）に使われた「mRNAワクチン」（メッセンジャーアールエヌエーワクチン）の技術開発に貢献したというのが、その理由です。

このニュースを聞いて、あなたはどのような印象を持ったでしょうか。

接種を推進してきた人たちは、「コロナワクチンのすごさが認められた」「世界中の人々の命を救ったのだから当然だ」と喜んだことでしょう。

しかし、あとで詳しく書きますが、このワクチンは明らかに史上最大の薬害を引き起こしています。現実として、国に健康被害の救済を求める人たちの数が、過去のワクチンに比べて、桁違いに多いのです。

「これだけ多くの被害が出ていて、ノーベル賞を取ったからといって被害をなかったことにするわけにはいかない」（福島雅典京都大学名誉教授）

こんな専門家の声も報道されています（CBCテレビ「『ノーベル賞を取っても被害をなかったことにするわけにはいかない』コロナワクチンの問題指摘する専門家に聞いた」2023年10月3日放送）。

そもそもノーベル賞は、自身が発明したダイナマイトが戦争に利用されたことに心を痛めたアルフレッド・ノーベル（1833～1896年）の遺言により、科学が世界の平和と人類の幸福に貢献することへの願いから創設されたものです。それなのになぜ、ノーベル生理学・医学賞の選考委員会は、多くの人を傷つけたmRNAワクチン開発者に賞を与えたのでしょうか。

実は、こんな事実があります。ノーベル生理学・医学賞の選考委員会は、スウェーデンの「カロリンスカ研究所」内に設けられています。その研究所に、コロナワクチンの製造販売元である米ファイザー社から、研究資金が提供されているのです。

インターネットを検索すると、カロリンスカ研究所の「年次報告書２０２２」がヒットします。その「産業協力」（50ページ）という項目に、次のようなことが書かれています（DeepL翻訳でスウェーデン語から日本語に変換）。

ファイザー：当該年度中に、製薬会社ファイザー（米国）との新たな協力協定（科学的リエゾン）が締結された。

米国ファイザー社。この協定は、両者に新しい研究プロジェクトやプログラムを特定し、資金を提供し、管理するための仕組みを提供するものである。

この協定により、両者は相互に関心のある新たな研究プロジェクトおよびプログラムを特定し、資金を提供し、管理する体制を整える。

年次報告書には、２０２２年の大口資金提供者についての表（１０９ページ／

Table19）も掲載されています。それを見ると、ファイザー社が880万クローナ（日本円で約1億2355万円／2023年12月5日時点）の資金を提供していることも確認できます。

それだけではありません。カロリンスカ研究所のホームページを見ると、2022年11月28日に、「Life Science 2.0 – Stockholm Life Science Conference 2022」（ライフサイエンス2・0－ストックホルム ライフサイエンス カンファレンス2022）なる、新型コロナウイルス（以下、新型コロナ）関連のイベントが開催されていたことがわかります。

そのプログラムの基調講演者には、スウェーデンのエネルギー・ビジネス・産業大臣エバ・ブッシュ氏のほか、アストラゼネカ社会長レイフ・ヨハンソン氏、ビオンテック社CEOウール・シャヒン氏、そして、ファイザー社最高科学責任者のミカエル・ドルステン氏などが名を連ねています。パネリストの一人には、カロリンスカ研究所所長のオーレ・ペッター・オッターセン氏も並び、このカンファレンスのページでもっとも大きなスペースを割いて、あいさつ文が掲載されています。

要はカロリンスカ研究所と産業界とのコラボレートという形で、コロナワクチンメーカーであるアストラゼネカ社、ビオンテック社、ファイザー社の責任者を招いた「ワクチン推しイベント」が開催されていたのです。

このような事実を知れば、今般のノーベル賞のニュースの印象も大きく変わるのではないでしょうか。コロナワクチンの安全性への疑念を払拭するために、世界でもっとも権威があるとされるノーベル賞が利用されたのではないか。

実際、次のようなニュースも伝えられています。世界中でコロナワクチンへの不信が広がっている現状について、カロリンスカ研究所ノーベル賞選考委員長のグニラ・カールソン氏が、会見でこう語っているのです。

「安全対策が省かれたことはなく、安全面での妥協もなかった。そうしたことが十分に伝わっていない」（読売新聞オンライン「ノーベル賞選考委員長が会見『ワクチン研究は90年代から継続、受賞が光を当てることを期待』」２０２３年10月２日）。

そして、これに呼応するようにして、国内の大手メディアも続々と今回の受賞を絶賛しました。たとえば、朝日新聞は「ノーベル賞　コロナ禍から命救った」との社説（10月3日）を掲載、そこには次のような言葉が並んでいました。

コロナ禍に苦しむ世界で、この人たちの研究がどれほど多くの人の命を救い、生活や仕事に役立ったことだろう。

日本では、ファイザー社やモデルナ社のｍＲＮＡワクチンが接種され、私たちも直接の恩恵を受けた。ノーベルが遺言で授与対象とした「人類に最大の貢献をもたらした人々」にふさわしい業績だ。

これを読んで、コロナワクチン接種後に大切な人を亡くした遺族や、健康を失った被害者は、どんな気持ちになったでしょうか。

朝日新聞だけではありません。多くのメディアが、研究環境が恵まれなかった母国ハンガリーから苦労して米国に渡り、ｍＲＮＡの研究に取り組んだというカリコ氏を賞賛するばかりで、その負の側面やノーベル賞の闇には、まったく触れませんでした。

一方的な意見だけでなく是々非々で報じるのが、ジャーナリズムの役割だったはずです。既得権益者・権力者たちの利権や癒着を追及するからこそ意味があったのに、新聞やテレビの報道機関としての矜持はいったいどこへ行ったのでしょうか。

「陰謀論」が現実になるおそれ

このように、世界各国の政府、医学界の主流、そして大手メディアは、ワクチンメーカーと一体となって、コロナワクチンの抱える問題から目をそらさせようとしています。彼らは一貫してコロナワクチンを熱心に推進してきました。もし安全性に問題があることを認めたら、彼ら自身が大衆から責任を追及されるおそれが出てくるでしょう。

ですから今後も、コロナワクチンの負の側面は隠蔽され続けるはずです。政府広報や医学界の声明、テレビや新聞の報道を見ているだけでは、真実は絶対にわかりません。X（旧ツイッター）などのSNSや本書のような書籍を通して、自分から情報を調べ、自分で考える以外に、真実をつかみ取ることはできないのです。

そして、人々の「無知」に乗じて、次の新たな手が打たれようとしています。今後、さまざまなワクチンがｍＲＮＡワクチンに切り替わっていきます。この技術そのものが、多くの健康被害の元凶である可能性が高いにもかかわらずです。

このｍＲＮＡワクチンを使わせるために、新たなパンデミックが人為的に仕掛けられるおそれもあります。職場などでコロナワクチン接種を強要され、渋々打った人も多かったと思いますが、今後はそれが「義務」となり、接種から逃げられなくなる可能性もあるのです。

また、ＷＨＯ（世界保健機関）や政府・厚生労働省が「正しい」と認めた情報以外に、アクセスすることはもう不可能になるかもしれません。これまで薬害裁判の被告席に座ってきた権力者を批判することができなくなるかもしれないのです。

「とうとう鳥集も陰謀論者になったか」と嗤《わら》う人がいるかもしれません。しかし、「そういうことが起こり得る」と想定しておかなくてはならないほどの現実が、厳然としてあることも、また事実なのです。

これまで当たり前にあったはずの自己決定権、ならびに言論、移動などの自由は、実はもう風前の灯です。いま立ち上がらなくては、知らない間に自由を失っていた、ということになりかねません。

権力者側が仕掛けるこうした動きに、私たち庶民が抗うのは、容易なことではありません。しかし、知っておかなくては備えることすらできません。問題はコロナワクチンのことにとどまらないのです。

もしあなたが、「もうコロナワクチンはコリゴリだ」と思っているならばなおさら、これらの事実を知って、多くの人に伝えてほしいのです。そのために、ぜひ本書を手に取って、これから書く内容を広めてください。

これが、本書を通じて私がもっとも伝えたいことなのです。未知の薬剤を強制的に注射されるようなディストピアの未来が訪れないことを祈りながら、筆を進めたいと思います。

鳥集 徹

目次

カバー・帯デザイン／bookwall
本文ＤＴＰ／一條麻耶子

第一章　前代未聞の「薬害」が起こっている

予防接種健康被害救済制度

私は「はじめに」で、コロナワクチンが「史上最大の薬害を起こしている」と書きました。テレビや新聞などの情報しか見ない人は、「そんなはずはない」と言うかもしれません。

しかし、これはウソでもなんでもありません。厚生労働省が発表している公式の統計を見れば、とんでもない事態が進行中であることは明白です。コロナワクチンによる被害から目をそらそうとしているのか、国民がそれを知らされていないだけなのです。

みなさんは、日本に「予防接種健康被害救済制度」（以下、救済制度）があるのをご存じだったでしょうか。これは、予防接種法に基づく予防接種で健康被害を受けた人（本人または遺族）が、国に救済を求めることができる制度です。

その被害が「接種を受けたことによるものである」と厚生労働大臣が因果関係を認めた場合に、市町村から給付を受けることができます。

給付の種類には、「医療費及び医療手当」「障害児養育年金」「障害年金」「死亡一時金」「遺族年金」「遺族一時金」「葬祭料」などがあります。国が推奨したワクチン接種によって健康被害を受けた場合には、これらのお金を給付することによって、被害者を幅広く迅速に救済するというのが、この制度の趣旨です。

厚生労働省のホームページには、新制度が開始された1977年2月から2021年末までの約45年の間に、救済が認められた被害の件数（予防接種健康被害認定者数）が掲載されています。

その認定数は、これまでに実施された24種類のワクチンの合計で3522件です。そのうち医療費・医療手当が2830件、障害児養育年金が68件、障害年金が473件、そして死亡事例に対する認定（死亡一時金・遺族年金・遺族一時金・葬祭料）が151件となっています。

では、24種類のワクチンのなかで、これまでもっとも認定数が多かったのは、どれでしょうか。「MMR」という三種混合ワクチン（麻疹・風疹・おたふくかぜ）で、1041件（うち医療費・医療手当が1030件）の被害が認定されています。

このワクチンは1989年に接種が開始されましたが、接種後、多くの子どもにおたふくかぜのウイルスによると推定される「無菌性髄膜炎」が発生しました。製薬会社が国に報告していない製造方法を採用していたことが原因と指摘されています。この結果、１９９３年までに約１８００人の被害者が出ました。

次に多いのが、結核の予防ワクチンである「ＢＣＧ」で、７５５件（うち医療費・医療手当が７４８件）です。生後１歳までに国民のほぼ全員が受けるＢＣＧに害なんてあるのかと驚いたかもしれません。しかし、重大な副反応として、主成分である弱毒菌の感染による「骨炎・骨髄炎」があります。

それらの副反応の発生が増加したことを受けて、２０１３年度から接種時期が生後６カ月未満から１歳未満に引き上げられました。また、ＢＣＧにはリンパ節の腫れや皮膚症状などの副反応もあるので注意が必要です。

３番目に認定数が多いのが、「痘《とう》そう（天然痘）」で２８７件です。このワクチンの健康被害で特徴的なのは、死亡事例が多いことです。その認定件数は、24種類のワクチンのなかで最多の42件となっています。

この痘そうワクチンで致命的になり得る副反応が、「壊死性ワクシニア症」（ワクチン接種部位の水泡が治癒傾向を見せず、壊死が周囲まで進行性に拡大するもの）や「種痘後脳炎」（予防接種の8～15日後に、発熱、頭痛、嘔吐、傾眠傾向で発症し、麻痺、痙攣、昏睡などの症状を示す）です（参照：厚生労働省健康局結核感染症課「天然痘対応指針」第5版、平成16年5月14日）。

また、米国では2002～2003年にバイオテロ対策として軍人や医療関係者を対象に実施されていた天然痘ワクチンの接種で、接種後に心臓発作による死亡が3例出ました。そのため、7つの州で接種が中止されたことも報じられています（AP通信「副作用を恐れ、米7州が天然痘ワクチン接種を中止」2003年4月3日）。

こうした被害救済が必要な重篤な副反応は、「まれ」かもしれません。しかし、予防接種を受けると、一定の割合で健康被害が出るのです。そのことを私たちは知っておく必要があります。

1万件に迫る申請数

では、コロナワクチンについて、これまでに救済制度に申請された数はどれくらいで、そのうち何件が認定されたのか、あなたはご存じだったでしょうか。

コロナワクチンの健康被害審査は、厚生労働省に設けられた「疾病・障害認定審査会（感染症・予防接種審査分科会、感染症・予防接種審査分科会新型コロナウイルス感染症予防接種健康被害審査部会）」で、一定の間隔を置いて行われています。

その最新の数字を確認してみましょう。コロナワクチンで健康被害を受けたとして申請され、この審査会に書類が到達した件数（進達受理件数）は、2023年11月24日時点で9464件に達しています。

そのうち、被害救済が認定された件数は5172件、死亡事例に認められた件数は377件です。

前掲した数字を思い出してください。過去45年の間に24種類のワクチンで救済が認定された件数は3522件、死亡事例に認められた件数は151件でした。

その数を、2年半ほど前に接種が始まったばかりの、たった1種類のワクチンが優に超えてしまっているのです。これを「薬害」と言わずして、なんと言えばいいでしょうか。

コロナワクチン以外の24種類について、単純に1種類のワクチンあたりの認定数を計算すると約146件、死亡認定数はおよそ6件となります。

接種回数や接種期間が違いますから、乱暴な比較であるのは承知のうえですが、このワクチン1種類あたりの数字と比べると、コロナワクチンの被害救済認定数は現時点で35倍以上、死亡認定数は60倍以上となります。いかに異常なことが起こっているのかが、この比較からもわかります。

しかも、コロナワクチンは進達受理件数が9000件以上にも達しており、まだ3347件が審査を待っている状態です（否認件数826件、保留119件）。今後も認定件数が増えていくのは確実です。

さらに進達受理件数のうち、死亡事例が1040件もあります。これもまだ612件が審査待ちです（否認件数49件、保留件数2件）。死亡事例の認定数も、今後確実に増えていきます。

注目すべきは認定数や死亡認定数の多さだけではありません。9000件以上に達している進達受理件数も重要です。

救済申請の高いハードル

この制度に申請するための書類をそろえるのは、実はとても大変なことなのです。たとえば、「医療費・医療手当」の給付を受けるには、次の書類をそろえる必要があります。

①受けた予防接種の種類及びその年月日を証する接種済証又は母子健康手帳の写し
②医療費・医療手当請求書
③医療機関又は薬局等で作成された受診証明書
④医療に要した費用の額及び日数を証する領収書等の写し
⑤疾病の発病年月日及びその症状を証する医師の作成した診療録（サマリー、検査結果報告、写真等を含む）の写し

とくに大変なのが⑤です。電子カルテの記録、検査結果報告、ＣＴやＭＲＩの画

像等を入手するには、受診した医療機関に開示請求手数料を支払わねばなりません。その費用は、医療機関一つあたり1万円前後から数万円ほどかかります。

さらに受診医療機関が1施設だけで済めばいいのですが、コロナワクチンで健康被害を受けた人の多くが、いくつもの医療機関を受診しています。

なぜなら、コロナワクチンが原因ではないかと訴えても、医師からは「検査で異常が見つからない」「精神的な問題ではないか」「エビデンスがなく、診ることができない」などと言われて、コロナワクチン被害を認めてくれるところにたどり着くまでに、医療機関を渡り歩く人が多いからです。

そのため、診療録をすべてそろえるだけで、数万円から10万円を超える費用になることが多いのです。ワクチンで健康被害を受けた人のなかには、働けなくなって経済的に追い詰められている人も少なくありません。開示請求するお金もないし、自分で書類をそろえる体力も気力もない。そのため、申請すら諦めてしまう人が多いのです。

事実、「新型コロナワクチン後遺症患者の会」が、会員（有効回答数354件）

を対象に行ったアンケート（実施期間2023年7月12〜21日）によると、「救済制度に申請済み」と答えた人は27・7％でした。

「申請を提出する目処がついた」（1・7％）、「病院から受診証明書・診療録を集めている途中」（7・6％）という人も足すと、およそ3人に1人が救済に向けて動き出してはいます。

しかし、「救済制度の情報を集めたところで止まっている」（24・3％）、「救済制度について調べることすらできていない」（17・2％）、さらには「救済制度申請を諦めた」（21・5％）という人もいます。合わせると6割以上の人が、救済制度に申請する端緒にすら就いていないのです。

しかも、この数字は「後遺症患者の会」の会員を対象にしたアンケート結果であることに留意が必要です。そもそも同会は、コロナワクチンによる後遺症の治療法の確立や社会的補償・治療費等の救済を求めて結成されました。後遺症を訴える人たちに救済申請の手続き方法を教えたり、寄付金を使って申請費用を援助したりするのも、同会の大きな目的です。

その会に入会した人たちでさえ、このアンケートの時点（2023年7月）で救済申請に向けて動き出したのは3人に1人にすぎず、どうすればいいのかわからない人や、諦めてしまった人のほうが多いというのが実情なのです。

逆に言えば、そのような困難があっても9000人以上の人が申請しているというのは、すごいことなのです。しかし、その一方で、健康被害があっても泣き寝入りしている人や、ワクチンが原因であることに気づいていない人が、たくさんいるはずです。

その数は、現在の申請数の数倍、ひょっとすると10倍以上いても不思議ではありません。つまり、コロナワクチンで健康被害を受けた人が、全国に数万、あるいは数十万単位で存在する可能性があるのです。

あなたのまわりにも、ワクチン接種後に体調が悪化したり、亡くなったりした人がいるのではないでしょうか。そのなかには、泣き寝入りしている人や、救済制度があること自体を知らない人もいるはずです。

厚生労働省や大手メディアは、新聞、テレビ、ネットなどを使って救済制度があることを広く周知しようとしていません。政府が強力に推進して国民に打たせたにもかかわらず、被害者の多くがまともな救済をされず、放置されているのが、この国の実情なのです。

健康被害の実態

では、具体的にどのような健康被害が救済認定を受けたのか、詳しく見ていきましょう。すべてを拾い上げるのは困難ですので、2023年10月6日の審査結果分をまとめてみました。この回では、「医療費・医療手当」の申請分に限定すると185件が審査され、130件が認定されました。

なお、細かい診断名がつけられているものもありましたが、統一できそうな病名は簡単にして一つにまとめました。そのうえで、大まかな診療領域別に分けてみましたが、医学的に正確性を期したものではなく、便宜的な分類であることをご理解のうえ、ご覧いただければ幸いです。

●発熱・頭痛・吐き気・めまい・倦怠感など

悪寒・発熱、頭痛、嘔吐・嘔気・悪心、めまい・ふらつき、倦怠感・体動困難、全身痛

●アレルギー

アナフィラキシー、気管支喘息発作・咳喘息、咳嗽《がいそう》

●脳血管系の異常

脳梗塞・脳幹梗塞、可逆性脳血管攣縮《れんしゅく》症候群、くも膜下出血、右被殻出血、てんかん

●心血管系の異常

胸痛・胸部不快感、動悸、急性心膜炎・心筋炎、急性心筋梗塞、心室性期外収縮、心室細動、急性大動脈解離、たこつぼ型心筋症、左下肢深部静脈血栓症、IgA血管炎

●呼吸器系の異常

呼吸困難・呼吸苦、肺梗塞

●神経系の異常

けいれん、意識障害・意識消失・失神、手足・舌・目・全身のしびれ、筋力低下・四肢の脱力、歩行障害・歩行困難、顔面神経麻痺・ラムゼイ・ハント症候群、神経まひ・片まひ、神経痛（末梢神経障害性疼痛《とうつう》、神経痛性筋萎縮症など）、神経炎症（急性散在性脳脊髄炎、慢性炎症性脱髄性多発根神経炎など）、自律神経失調症・血管迷走神経反射、嗅覚・味覚障害など

●関節・筋肉の異常

左肩関節周囲炎、左肩関節拘縮《こうしゅく》、左肩肩峰下《けんぽうか》滑液包炎、頸肩腕《けいけんわん》症候群、左上腕痛、関節痛、筋肉痛

●皮膚の異常

中毒疹、蕁麻疹《じんましん》、全身性紅斑・多形紅斑、結節性痒疹《ようしん》、水疱、ケロイドの増悪

●眼の異常

両眼視神経炎、両側急性視力障害

●血液・リンパの異常

白血球減少症、免疫性血小板減少性紫斑病、リンパ節炎・リンパ節腫大

●消化器の異常

経口摂取・食事摂取不良、機能性ディスペプシア、急性腸炎、過敏性腸症候群、肝機能障害

●腎臓・泌尿器の障害

IgA腎症、ネフローゼ症候群、腎機能障害、尿閉、一過性排尿障害、頻尿症

●感染症の増悪

無菌性髄膜炎、単純ヘルペス髄膜炎、単純ヘルペス脳炎、帯状疱疹

●精神的な異常

不眠症、不安障害、不安神経症、心身症、過呼吸

●内分泌系の異常

1型糖尿病の増悪、副腎皮質機能低下症、バセドウ病・甲状腺中毒症の増悪

これらを見ると、コロナワクチンの接種後、全身のありとあらゆる部位に、さま

ざまな症状・疾患が起こっていることがわかります。

「コロナワクチン後遺症」との共通点

一見、まとまりがないように思われるかもしれません。しかし、私はコロナワクチン接種後に体調不良に陥り、その症状が長く続いている、いわゆる「コロナワクチン後遺症」を訴える患者さんを20人以上取材しました（その内容は、拙著『薬害「コロナワクチン後遺症」』〈ブックマン社〉にまとめています）。

その経験から見ると、コロナワクチン後遺症を訴える人の症状と、ここに挙がっている症状・疾患との間には、むしろ非常に共通したものがあると感じます。

まず、コロナワクチン後遺症を訴える人に多いのが、頭痛、発熱、めまい、吐き気、倦怠感《けんたいかん》などの症状です。接種後からひどい頭痛が続いている、熱が上がったり下がったりする、めまいや吐き気で起き上がれない、強い倦怠感で仕事ができない、学校へ通えないという人たちが、たくさんいます。

接種直後から胸痛、動悸、息切れ、呼吸苦などに襲われたという人もたくさんいました。ボクシングやサッカー部の選手だったのに、接種後に練習できなくなった若者もいます。この救済制度では、急性心膜炎・心筋炎で認定を受けている人も多いのですが、もしかすると動悸や呼吸苦などの症状は、こうした心臓の異常と関係しているのかもしれません。

神経系の異常と思われる症状を訴える人もたくさんいます。筋力が低下して歩行困難になり、若いのに杖が必要になった人、手を上げるのすらつらいという人もいました。また、他者が話す言葉や文字が理解しにくくなる、集中力や認知機能が低下してしまう、いわゆる「ブレインフォグ（脳の霧）」に悩まされるようになった人も少なくありません。

救済が認定されたケースでは、左肩の関節炎や左上腕痛など、左腕の症状も多く見られます。これは、注射を受けた側の腕に症状の残った人が多いからではないかと想像されます。接種してからずっと左肩や左腕の調子が悪いという人の話を、私も何度か聞いたことがあります。

皮膚や眼の異常なども挙がっていますが、学会や論文などでもコロナワクチン接種後に増悪した症例の報告が挙がっています。また、認定された症例のなかに「IgA腎症」や「免疫性血小板減少性紫斑病」がありますが、接種後にこれらの自己免疫性の病気を発症したり、悪化したという人の話を私も取材しています。

コロナワクチン接種後に「ヘルペス」や「帯状疱疹」になったという人もたくさんいます。みなさんのまわりにもいるのではないでしょうか。私もたくさんの人から、「コロナワクチン接種後に帯状疱疹になった」「知り合いが何人も帯状疱疹になった」という話を聞きました。

認定された症例のなかに「顔面神経麻痺」がありますが、この病気は単純ヘルペスウイルス（ベル麻痺）や水痘・帯状疱疹ウイルス（ラムゼイ・ハント症候群）の活性化が引き金となって起こります。後述しますが、コロナワクチンは免疫機能を低下させると指摘されており、それがこれらのウイルスの活性化に関わっている可能性もあります。

さらに、認定された症例には不眠症や不安障害なども挙がっています。コロナワクチンとこうした精神的な症状とに、どんな関係があるのかと思う人がいるかもしれません。しかし、体の痛みやつらい症状が続くと不眠になりますし、その症状がいつ治るのか、治療費などのお金が続くのかといった心配で、心を病むのは当然だと思います。私が取材した人の多くも、身体的にだけでなく精神的にも追い込まれていました。

このように、ワクチン後遺症患者を取材した私からすると、なぜ認定されたのかと不思議に思う症例はほとんどないのです。それに、後述しますがｍＲＮＡワクチンの仕組みから考えて、全身に症状が出るのはむしろ当然のことだからです。

認定された死亡事例の平均年齢は69・8歳

審査会では「死亡一時金・葬祭料」を申請した死亡事例も検討されています。先述したとおり、２０２３年11月24日までに１０４０件の申請（進達受理件数）があり、そのうち３７７件が認定されています（否認49件、保留２件）。

どのような死亡事例が認定されたのか、３７７件の内容を集計して独自に分析してみました。

まず、年齢の内訳ですが、10代が0・8％（3人）、20代が3・4％（13人）、30代が3・4％（13人）、40代が5・8％（22人）、50代が10・6％（40人）、60代が14・6％（55人）、70代が30・0％（113人）、80代が22・8％（86人）、90代以上が8・5％（32人）でした。

70代、80代が多く、この2年代で半数以上を占めますが、死亡事例の平均年齢は69・8歳で平均寿命に比べると10歳以上早く亡くなっていることがわかります。現役世代である20～60代が約4割（37・9％）を占めており、家計を支えていた人をワクチン接種後に失った家族も多いことがわかります。

男女比は、男性が約6割（61・0％、230人）、女性が約4割（39・0％、147人）でした。前述の「患者の会」のアンケート（全体で320人）では、会員の男女比は男性が33・8％（108人）、女性が66・3％（212人）でした。コロナワクチン後遺症を診療している医師に聞くと、後遺症を訴える患者は女性のほうが多いと言います。しかし、救済制度に認定された死亡事例に関しては、男女比が逆転しているのが特徴的と言えるでしょう。

では、どのような疾患が死因とされているのでしょうか。複数の疾病名・障害名が記載されている事例もあるのですが、直接の死因となったと推察される疾病名を拾い上げて、まとめてみました。

死因の4割以上が「心血管系」疾患

まず、死因となった疾患の部位別に大きく分類してみると、もっとも多かったのが「心血管系」の疾患で、全体の4割以上の43・8%（165例）を占めていました。そのなかでとくに多かったのが「心筋梗塞」と「心不全」で、心血管疾患のうちのそれぞれ26・1%（各43例）でした。

3番目が「不整脈（心室細動含む）」で12・7%（21例）、以下「心筋炎」7・9%（13例）、「大動脈解離」6・7%（11例）などとなっています。

これらに関連するかもしれませんが、他に原因が記載されず「突然死」とされている症例が全体の22・3%（84例）もありました。突然死の多くが心停止や大出血によるものと考えられますので、コロナワクチンによって心臓や大動脈にダメージを負った人が多かったのではないでしょうか。それにしても、コロナワクチン接種後に突然死した人が、こんなにも多いのかと驚きます。

3番目に多いのが「脳血管系」の疾患で、全体の17・0％（64例）でした。脳血管疾患のうち「脳出血」が37・5％（24例）、「くも膜下出血」が29・7％（19例）、「脳梗塞」が28・1％（18例）でした。

脳梗塞、脳出血、くも膜下出血などを総称して「脳卒中」と呼ぶのですが、日本人は脳卒中が死因となった人の半数以上を、血栓等で脳の血管が詰まる脳梗塞が占めています。それに比べると、救済制度で認定された事例は「出血」に偏っていると言えそうです。

コロナワクチン（mRNAワクチン）は、mRNAに書き込んだ新型コロナウイルスの遺伝情報を接種した人の細胞に送り込むことによって、ウイルスの表面の突起部分にあたる「スパイクタンパク」を、体内で大量につくり出させる仕組みとなっています。

そのスパイクタンパクには、後述するとおり血圧を上昇させたり血管を傷つけたりする作用があると研究者から指摘されています。救済認定された大動脈解離、脳出血、くも膜下出血などの症例は、接種にともなう血圧の上昇や血管損傷が要因となった可能性があります。

もう一つ、多かったのが呼吸器系の疾患で、全体の10・3％（39例）を占めていました。そのなかで多かったのが「間質性肺炎」で呼吸器疾患の53・8％（21例）でした。この病気は薬の副作用として起こることも多く、急性肺障害・間質性肺炎などによる死者を800人以上出した抗がん剤「イレッサ（一般名ゲフィチニブ）」の薬害がよく知られています。

他にも、消化器系、血液系（主に血小板減少症）、アレルギー、腎疾患、皮膚疾患、多臓器不全、転倒による外傷などが死因として挙がっていました。ですが、どれも2％未満と少なく、コロナワクチン接種後の死亡事例は、心血管疾患、脳血管疾患、突然死、呼吸器疾患が多いと言えそうです。

最後に、若い人たちの死亡事例についても触れておきたいと思います。救済制度では、10代が3人、20代が13人、30代が13人認定されています。

最年少は15歳の男性。「脳動静脈奇形破裂による脳出血」が死因とされています。この奇形を持つ人は、脳の動脈と静脈が毛細血管を介さず直接つながって、とぐろを巻いたような塊の状態で、血管の壁が薄く破れやすくなっています。ですから、コロナワクチンの接種にかかわらず、いずれ出血したかもしれません。

しかし、コロナワクチンによる血圧上昇あるいは血管損傷が出血の引き金となった可能性も否定できません。もしコロナワクチンを打たなければ、この15歳の若者はもっと長生きできたかもしれないのです。

それから、この年代で目立つのが「心筋炎」（5例）、「不整脈（心室細動含む）」（5例）などの心血管疾患や、「突然死」（11例）が多いことです。

私が悔しく思うのは、国内で若者への接種が本格化する少し前の2021年6月1日に、世界的な通信社であるロイターが、ファイザー社のワクチン接種後に、若い男性を中心に心筋炎が多発しているのを報じていたことです。

2020年12月～2021年5月の間にコロナワクチンを接種した約500万人のうち275人が心筋炎を発症しており、「ワクチンとの因果関係がある可能性が高い」とイスラエルの保健省が調査結果を公表していました（ロイター「ファイザー製ワクチン、接種後に心筋炎　イスラエルが関連性指摘」２０２１年6月1日）。

もし、この調査結果を我が国の政府やメディアが大々的に国民に知らせていれば、若者たちの多くが接種を思いとどまったかもしれません。その結果、心筋炎を原因とする心疾患で苦しんだり、死亡したりする若者が減った可能性もあります。

彼らの多くが、コロナワクチンを接種する前は普通に健康で、青春時代を謳歌していたはずです。このような若い人たちの命まで奪っている可能性が高いにもかかわらず、コロナワクチンの接種を中止せず、推奨し続ける政府や医学界、そしてまともに疑問も呈さない大手メディアの姿勢に、怒りを禁じ得ないのは私だけでしょうか。

この健康被害は「社会的に引き起こされている」

私は「はじめに」で、コロナワクチンが「史上最大の薬害を起こしている」と書きました。このワクチンで、「薬害」が起こっていると言い切ってよかったのでしようか。

薬害研究の第一人者で、東洋大学教授などを歴任した片平洌彦《きよひこ》氏（一般社団法人メディックス　臨床・社会薬学研究所所長）は、著書『増補改訂版　ノーモア薬害　薬害の歴史に学び、その根絶を』（桐書房・1997年刊）の中で、次のように書いています。

〈薬害というものの本質は、医薬品の有害性に関する情報を、加害者側が（故意にせよ過失にせよ）軽視・無視した結果として社会的に引き起こされる健康被害なのです〉

心筋炎だけではありません。2021年2月8日には、米国を代表するクオリティペーパーであるニューヨーク・タイムズ紙が、モデルナのワクチンを接種後に重度の免疫性血小板減少症で入院した女性のケースや、ファイザーのワクチンを打って3日後に同じく血小板減少症を起こし、2週間後に脳出血で亡くなった産科医のケースを記事にしていました（Grady D, A few Covid vaccine recipients developed a rare blood disorder. New York Times, Feb 8, 2021.）。

血液を凝固させて出血を止める役割のある血小板が減少すると、さまざまな場所から出血して皮下出血やあざ（紫斑）ができるだけでなく、重篤な場合には脳出血を起こして命に関わります。

前述の認定死亡症例のなかには、血小板減少症が原因とされたケースも４例あります。２０２１年２月といえば、医療従事者を皮切りにコロナワクチンの接種が始まったばかりの頃です。医師や看護師たちは率先して接種を受けていましたが、それによって血小板減少症のリスクがあり得ることを、どれだけの医療従事者が知っていたでしょうか。

救済制度の認定内容を見るだけでも、コロナワクチンによって深刻な健康被害が起こっていることは明白です。救済申請を受け付けて、審査に回している厚生労働省が、この実態を知らないはずがありません。

しかし、政府・厚労省はこれらの被害を「軽視・無視」して、コロナワクチンの接種を続けています。そして、医学会や大手メディアも、コロナワクチンの接種を止めようとしません。むしろ、多くの医学会が、いまだにコロナワクチン接種を推奨しています。

それによって、薬害が拡大してしまった実態を否定することはできないはずです。接種が続くかぎり、今後も健康被害を訴える人が増えるのは間違いないでしょう。前述の薬害の定義のとおり、この健康被害は「社会的に引き起こされている」のです。

そもそも一般的にワクチンは、病気の人の「治療」を目的とするものではなく、「予防」の目的で打つものです。そのため、何の治療も受けていない、たくさんの健康な人たちが接種を受けることになります。

いかに「メリットがリスクを上回る」と言っても、それによって健康を損なう人が出てしまっては本末転倒なのです。「ワクチン」と謳うかぎり、リスクは限りなく「ゼロ」でなくてはなりません。もし一人でも死亡事例が出れば、いったん接種を中止して安全性を確認すべきなのです。これまでのワクチンでは、それが常識でした。

ところが、このコロナワクチンは、健康だったはずの多くの人を傷つけてしまっているのに、接種が続けられています。現在進行形で「薬害」を拡大し続けているのです。政府・厚労省、医学会、大手メディアの責任は、非常に大きいと言わざるを得ません。

あなたやあなたの大切な人が薬害に遭わないためにも、コロナワクチンによって薬害が現在進行形で起こっている実態を知ること。そして、接種を推奨し続けている政府・厚労省、医学界、専門家、大手メディア等の情報を鵜呑みにせず、安易に接種を続けないこと。これが一番肝心であると言えるでしょう。

第二章　有名人の「体調不良」はなぜ増えたのか

ひと月の間に30件以上の「体調不良」のニュース

「この頃、体調不良で休む有名人が多いような気がする」
「ひょっとすると、コロナワクチンのせいではないか」

このように感じている人もいるのではないでしょうか。私もそうです。コロナワクチンの接種が始まった頃から、有名人の体調不良のニュースがやたらと目につくようになった印象があります。

もちろん、有名人が体調不良になったからといって、それがコロナワクチンのせいだとは断言できません。SNSやブログなどで接種したことを公表している人もいれば、接種したのかどうか確認できない人もいます。

その人の体調不良が、前章で挙げたコロナワクチンの影響による症状に似ていたとしても、ワクチンのせいではなく「コロナ後遺症」(新型コロナ感染後に長く残る症状)なのかもしれません。

また、陽性にはならなかったけれど偽陰性で、新型コロナあるいはインフルエンザなど他の感染症に罹っていることもあり得ます。さらには、診断されていない別の病気が隠れている可能性もあります。

別の原因かもしれないにもかかわらず、コロナワクチンと関連しているように書くことは「コロナワクチンに対する間違った考えを助長する」「症状に苦しんでいる患者を偏見で苦しめる」といった意見があり、それも一理あると思います。

しかし私は、もうそのようなことを言っている場合ではないと感じています。なぜならあらためて調べてみると、やはり「体調不良」を公表する有名人のニュースがあまりにも多いからです。

たとえば、「体調不良」のキーワードで国内の報道をグーグル検索すると、この原稿を執筆中の2023年10月の1カ月間だけで、こんなにも体調不良のニュースがヒットしました。紙幅をとりますが、根拠を示すために、ニュースの見出しをそのまま引用します。

●守護神・益田直也が発熱による体調不良で登録抹消、吉井監督「どう見てもどこかおかしい感じだった」【ロッテ】(「中日スポーツ」2023年10月1日)

●尾上菊五郎さん　体調不良のため国立劇場【10月歌舞伎】を休演（「TBS NEWS DIG」２０２３年10月３日）

●【杭州アジア大会】保木卓朗＆小林優吾が体調不良を理由に2回戦を棄権（「バド×スピ！」２０２３年10月４日）

●【日本代表】黒本ギレルメが体調不良により戦線を離脱。ピレス・イゴールが追加招集へ（「SAL」２０２３年10月５日）

●浜崎あゆみ「体調不良の深刻な悪化」25周年ツアーの兵庫・京都公演開催延期（「日テレＮＥＷＳ」２０２３年10月７日）

●菅沼菜々が体調不良で第2ラウンド棄権「ホステス大会なのに…とても悔しいです」／国内女子ゴルフ（「サンスポ」２０２３年10月７日）

●【新日本】ジェフ・コブも仙台大会を欠場　体調不良6選手と負傷1選手で続出の欠場者は合計7人に（「東スポ ＷＥＢ」２０２３年10月７日）

●日向坂46岸帆夏、活動休止を発表　体調不良でライブ欠席続いていた（「model press」２０２３年10月９日）

●Juice=Juice川嶋美楓、体調不良で本日公演欠席（「音楽ナタリー」２０２３年10月９日）
●ブライトン三笘薫が体調不良で日本代表不参加…代役の奥抜侃志は初招集—サッカー日本代表（「DAZN News」２０２３年10月10日）
●『キスマイ』横尾渉の体調不良で放送延期を告知（「中日スポーツ」２０２３年10月10日）
●細田議長、13日午後に会見 体調不良で辞任、意向説明へ（「共同通信」２０２３年10月11日）
●小川彩佳アナが「news23」生放送を体調不良で欠席（「デイリースポーツ」２０２３年10月12日）
●くっきー！ 体調不良のため本人不在で、世界観炸裂の新作絵画お披露目！ 京都国際映画祭（「スポニチＡｎｎｅｘ」２０２３年10月13日）
●ＳＫＥ48が劇場公演中止 複数のメンバーが体調不良（「サンスポ」２０２３年10月16日）

●ＩＮＩ藤牧京介、体調不良で韓国「M COUNTDOWN」欠席（「modelpress」２０２３年10月19日）
●「櫻坂46」小池美波、体調不良で休養を発表「元気に帰って来られるように」（「テレ朝ｎｅｗｓ」２０２３年10月20日）
●フジ小室瑛莉子アナ、体調不良で2週連続「ぽかぽか」欠席…「めざまし8」入れると7放送日連続（「日刊スポーツ」２０２３年10月20日）
●渡辺裕太、体調不良で休養「パワーチャージします」（「テレ朝ｎｅｗｓ」２０２３年10月22日）
●ドラフト上位候補の桐蔭横浜大・古謝樹、体調不良でベンチ外れる 神奈川大学野球秋季リーグ（「サンスポ」２０２３年10月22日）
●7月から体調不良で入院 フジ渡邊渚アナが近況報告「いろんなものを失いました」（「ABEMA TIMES」２０２３年10月23日）
●ＤＪ ＳＯＤＡ、来日も体調不良で点滴…「ファンの方々に会いたかったのに…本当に悲しいです」28日のハロウィンイベントは厳しい？（「中日スポーツ」

２０２３年10月26日）

●真木よう子、体調不良続く「角膜ヘルペス治ったかと思ったら口唇ヘルペスに」顔写真アップ（「日刊スポーツ」２０２３年10月26日）

●古坂大魔王、体調不良で生番組欠席「ひどい頭痛と倦怠感で」（「テレ朝ｎｅｗｓ」２０２３年10月26日）

●レペゼン　ＤＪまるが入院、27日のイベント欠席「肺に水が溜まり…大事に至る事なく安静にしている」（「スポニチＡｎｎｅｘ」２０２３年10月27日）

●【スターダム】壮麗亜美＆レディ・Ｃ体調不良で28日沼津大会欠場…タッグリーグ戦は不戦敗に（「東スポＷＥＢ」２０２３年10月27日）

●ＴＨＥ　ＲＡＭＰＡＧＥの川村壱馬が体調不良でライブを欠席（「テレ朝ｎｅｗｓ」２０２３年10月28日）

●ＮＭＢ48卒業来月５日予定の黒田楓和　体調不良で最終活動日またずに卒業「活動辞退の申し入れ」（「スポニチＡｎｎｅｘ」２０２３年10月28日）

●ＳＲ渋谷・ホーキンソン　体調不良で28日の佐賀戦ベンチ登録外　チームにも帯同

せず（「スポニチAnnex」２０２３年10月28日）

●【阪神】日本S初戦、ブルワーがベンチ外　前日27日まで体調不良で別メニュー調整（「日刊スポーツ」２０２３年10月28日）

●国分太一、体調不良のため生放送を欠席（「テレ朝news」２０２３年10月29日）

●ゴスペラーズ、29日公演を直前で中止　黒沢薫が急性咽喉頭炎と診断　村上てつやに続く体調不良（「ORICON NEWS」２０２３年10月29日）

たった1カ月の間に、30人以上もの有名人の体調不良が報じられているのです。そのなかには、スポーツ選手やアイドルなど若い人たちも多くいます。そういった人たちまで、このように相次いで体調不良に陥るものでしょうか。

もちろん、これは私の「印象」にすぎません。コロナワクチンによって健康被害が起こっているという思い込みのために、体調不良のニュースに目が行きがちになっている可能性も否定できません。

「体調不良」検索数も増加していた

ただ、こんな客観的データもあるのです。「Googleトレンド」で、「体調不良」というキーワードがどれくらい検索されているのか調べてみました。過去5年間の推移を見てみると、もっとも検索数が多かったのは2022年12月4〜10日でした（2023年10月末現在）。

Googleトレンドでは、検索数のピークを100としたときの数値がグラフの縦軸に表示されます。その平均をとってみると、ワクチン接種が始まる前の2021年1月末までは41・2でした。それが、接種の始まった2021年2月以降は63・2と、およそ1・5倍に増えていました。

グラフ全体を見ても、右肩上がりの傾向が見て取れます。有名人が体調不良と報じられて気になって検索した人や、本人や知人が体調を崩したため調べようとした人が増えたのかもしれません。

たとえばアイドルに限ってみても、体調不良で休養と報道される人がとても増えています。AKB48、SKE48、NMB48、HKT48の現役メンバーだけでも、一般向けの接種が始まった2021年4月から2023年10月末までの間に限定してグーグルで検索すると、理由のはっきりしない「体調不良」を理由として休んだメンバーが下記のとおり14人いました（コロナ感染など、はっきり理由がわかるケースは除いています）。

●NMB48・山本望叶、体調不良で一時休業（「スポーツ報知」2021年4月15日）
●松井珠理奈 体調不良で24、25日のSKE48トーク会不参加を発表（「スポニチAnnex」2021年4月23日）
●SKE48深井ねがい、体調不良で活動休止「今までに体験したことのない症状が出てしまい」（「中日スポーツ」2021年4月28日）
●AKB48山根涼羽、活動休止を発表「少しだけお休みを」（「modelpress」2021年5月27日）
●AKB48横山結衣、体調不良のため休養「少しお休みをいただければ」予定し

ていた舞台は休演（「ORICON NEWS」2021年6月9日）

●AKB48チームK・キャプテンの田口愛佳、体調不良で活動休止「お休みをいただいて復調に努めます」（「ORICON NEWS」2022年5月29日）

●NMB48本郷柚巴、体調不良で一時休業「待っていてくださるとうれしいです」（「ORICON NEWS」2022年9月12日）

●SKE48チームKⅡ、太田彩夏の体調不良のため「支払価格一任公演」を開催当日に延期（「スポーツ報知」2022年12月25日）

●HKT48渕上舞、体調不良により活動休止「本格的に療養に専念」（「ORICON NEWS」2023年1月17日）

●AKB48吉橋柚花が体調不良で活動休止「また元気な姿をお見せできるよう体調回復に努めたい」（「サンスポ」2023年3月28日）

●SKE48浅井裕華が体調不良で芸能活動を休業「ファンのみなさんには申し訳ない気持ちでいっぱいです」（「ENCOUNT」2023年4月29日）

●NMB48中野美来　体調不良で13日の卒業公演延期　運営「深くお詫び申し上げ

ます」（「スポニチＡｎｎｅｘ」２０２３年6月10日）
●ＨＫＴ48松本羽麗が活動休止 体調不良で本人と相談した結果「療養に専念」（「スポニチＡｎｎｅｘ」２０２３年9月19日）
●ＮＭＢ48卒業来月5日予定の黒田楓和 体調不良で最終活動日またずに卒業「活動辞退の申し入れ」（「スポニチＡｎｎｅｘ」２０２３年10月28日）

しかし、もともとの人数も多いですし、もしかすると、コロナワクチンの接種が始まる以前も同じくらいの数のメンバーが体調不良で休養していたかもしれません。そこで、これと同じ長さの期間になるよう、2年半さかのぼって、２０１８年10月1日から接種前の２０２１年3月末までに限定し、同じ条件で検索してみました。

●ＡＫＢの山田菜々美が活動休止 体調不良が続いて…（「デイリー」２０１８年10月10日）
●ＮＭＢ谷川愛梨、体調不良で休養を発表「23日深夜から体調を崩してしまいま

した」（「スポーツ報知」２０１９年５月５日）

●ＳＫＥ48・松井珠理奈、体調不良続き再び休養へ　仕事に「全力で取り組むことが難しいと判断」（「ORICON NEWS」２０１９年９月25日）

●ＮＭＢ48山本望叶、体調不良で一時活動休止「第３回ドラフト」で加入の17歳（「ORICON NEWS」２０１９年12月29日）

●ＮＭＢ48吉田朱里　体調不良で卒業公演を当日延期　ＰＣＲ検査は陰性「もう少しメンバーでいさせて」（「スポニチＡｎｎｅｘ」２０２０年11月30日）

このように、接種前の２年半では、５人しか体調不良で休んだ人がいませんでした。検索漏れがあるかもしれませんし、コロナのパンデミック前後では社会的な状況も変わっているので単純な比較はできないかもしれませんが、このとおりであれば、接種前に比べると接種後は３倍近く体調不良で休むメンバーが増えたことになります。

ＡＫＢ系グループだけではありません。２０２３年11月５日には、乃木坂46のメンバー7人が同時に、トーク会イベントを欠席するというニュースも報じられました。これについて、インフルエンザや食中毒になったといったアナウンスはとくにありません（スポニチＡｎｎｅｘ「乃木坂46 トーク会イベントに7人欠席 公式サイトで発表」２０２３年11月５日）。

最近のアイドルグループはメンバー間での競争が激しく、人気を勝ち取るためにも簡単に休むことはできないはずです。過労や感染などきっかけがあったとしても、一度に何人もの体調不良者が出てしまうのは、やはり何かおかしいのではないでしょうか。

アナウンサーは接種前の2倍に

アイドルだけではありません。アナウンサーやキャスターにも体調不良によって休養する人が多いのです。ＡＫＢ系グループと同様に、まず接種開始後の同期間を条件として検索してみました。

●TBS田村真子アナがラヴィット復帰 体調不良で「大事をとって」前日欠席（「サンスポ」2021年4月27日）
●テレ朝・斎藤ちはるアナ 体調不良で「モーニングショー」欠席（「スポニチAnnex」2021年7月20日）
●日テレ平松修造アナ「体調不良のため」メインMC「バケット」生放送欠席（「スポニチAnnex」2021年9月27日）
●加藤綾子アナ、体調不良から復帰 PCRは陰性「元気になりましたので」（「デイリー」2022年2月14日）
●石井亮次アナ 体調不良で「ゴゴスマ」欠席 代役は光山雄一朗アナ（「スポニチAnnex」2022年2月17日）
●弘中綾香アナが体調不良で「ノブナカなんなん?」欠席 代理は河北麻友子（「デイリー」2022年3月9日）
●ホラン千秋、体調不良で「Nスタ」を今週いっぱい欠席…井上貴博アナ「激励のコメント、つぶやいて」（「スポーツ報知」2022年5月5日）

●フジ永島優美アナ、体調不良で「めざまし8」欠席（「サンスポ」２０２２年5月10日）

●日テレ河村亮アナ脳出血で急死54歳「体調不良で入院」巨人戦や箱根駅伝で名実況（「デイリー」２０２２年5月16日）

●宇賀なつみアナ体調不良で「土曜はナニする!?」欠席 アンガ田中が代役（「スポニチＡｎｎｅｘ」２０２２年7月16日）

●赤江珠緒アナ、体調不良で「たまむすび」を欠席 ＰＣＲ検査は陰性（「サンスポ」２０２２年8月1日）

●日テレ・岩田絵里奈アナ 体調不良で「スッキリ」欠席 喉の痛み きょうＰＣＲ検査（「スポニチＡｎｎｅｘ」２０２２年8月8日）

●千葉真由佳アナ「THE TIME,」復帰 体調不良で1週間欠席していた「本当にすみません」（「スポニチＡｎｎｅｘ」２０２２年11月21日）

●体調不良で休養していたテレ東・森香澄アナ、「明日から完全復活します」と復帰を報告（「スポーツ報知」２０２２年12月11日）

●ＴＢＳ井上貴博アナ、体調不良でラジオ番組を欠席（「サンスポ」２０２３年1月14日）
●鷲見玲奈アナ、「ズムサタ」休む…梅澤廉アナが「体調不良のため」と説明（「スポーツ報知」２０２３年3月18日）
●「ズムサタ」メインＭＣ梅澤廉アナが体調不良で欠席　蛯原哲アナが代行　3月には鷲見玲奈アナが欠席（「スポーツ報知」２０２３年4月1日）
●「ノンストップ！」12年目突入も三上アナは体調不良　5回連続欠席でネットも心配（「デイリー」２０２３年4月3日）
●ＭＢＳ前田春香アナ　喉の不調により「アナ業務から一旦離れ、治療に専念」9日から出演見合わせていた（「スポニチＡｎｎｅｘ」２０２３年5月17日）
●森本毅郎アナ、ラジオレギュラー生放送を2日連続で休む…「体調不良のため念のため」（「スポーツ報知」２０２３年6月7日）
●ＴＢＳ篠原梨菜アナ、「THE TIME,」を「体調不良」で休む…安住紳一郎アナが発表「今週いっぱいお休みいただいております」（「スポーツ報知」２０２

3年6月14日）

●MBS・清水麻椰アナ、体調不良のため「サタプラ」を欠席 丸山隆平「あなたは清水さん？」と代役の山崎アナに（「デイリー」2023年7月8日）

●垣花正アナ、体調不良で「アッコのいいかげん」生放送欠席…和田アキ子が心配「起きたらめまい…緊急病院で検査中です」（「スポーツ報知」2023年7月29日）

●フジ井上清華アナ 体調不良で「めざましテレビ」欠席 局アナに相次ぐ夏風邪、不調（「スポニチAnnex」2023年8月10日）

●フジ岸本理沙アナ、体調不良で「めざまし8」欠席…谷原章介が発表「岸本さん、ゆっくりしてください」（「スポーツ報知」2023年8月25日）

●ホラン千秋「Nスタ」欠席 自ら「体調不良のためお休みします」（「デイリー」2023年8月29日）

●水卜麻美アナ、またも体調不良で「ZIP!」お休み…復帰予定日も明言なく「大きな病気でなければ良いのだけど」案じる声（「スポーツ報知」2023年

9月25日）

●体調不良のフジ渡邊渚アナ インスタを3カ月ぶり更新 バレー日本代表の五輪出場を祝福 7月から休養（「デイリー」2023年10月7日）

●フジ小室瑛莉子アナ、体調不良で「めざまし8」欠席…谷原章介が発表「ゆっくりしてください」（「スポーツ報知」2023年10月12日）

その結果、29人のアナウンサー・キャスターが体調不良で休養（うち1人は急逝）と報じられていました。もちろんコロナワクチンが原因とは限りませんし、接種が始まる前も同じくらいの人数が体調不良で休養していたかもしれません。そこで、同様に2年半さかのぼって、2018年10月1日〜2021年3月末までの期間を条件に検索してみました。

●阿部哲子アナ、体調不良で『梅ズバ』など全レギュラー番組降板（「マイナビニュース」2018年10月3日）

●元ＡＫＢ中村麻里子アナ「体調不良」で休養 復帰は未定（「デイリー」２０１８年10月３日）
●ＮＨＫ 体調不良の鈴木奈穂子アナの病状「プライバシーに関わるので控える」（「スポニチＡｎｎｅｘ」２０１８年10月24日）
●羽鳥アナ、体調不良で「モーニングショー」欠席 宇賀なつみアナが説明（「サンスポ」２０１８年11月２日）
●ミタパン 体調不良で「グッディ！」欠席 安藤キャスター「ちょっと忙しかったので…」（「スポニチＡｎｎｅｘ」２０１９年３月25日）
●フジ宮澤智アナ、「グッディ」を途中退席…「体調不良のため席を外しております」（「スポーツ報知」２０１９年４月12日）
●柴田阿弥アナ、体調不良でＡｂｅｍａレギュラー番組欠席「管理不足で申し訳ありません」（「スポニチＡｎｎｅｘ」２０１９年10月７日）
●森本毅郎アナ、体調不良で番組途中退席 ラジオ生放送中（「朝日新聞デジタル」２０１９年11月８日）

●明石家さんま、休養の八木亜希子アナの体調不良明かす「『更年期です』と。八木もそういう年になったのかと」（「スポーツ報知」２０１９年12月25日）

●『ひるおび！』欠席の江藤愛アナ、ツイッター更新「ご心配おかけしました」（「ORICON NEWS」２０２０年４月25日）

●ＡＢＣ増田紗織アナ体調不良 原因は「立ちくらみ」現在は回復、21日から仕事復帰（「スポニチＡｎｎｅｘ」２０２０年５月19日）

●有働由美子アナ「news zero」欠席、体調不良「朝起きたら体がだるく熱」、櫻井翔がメッセージ読む（「スポニチＡｎｎｅｘ」２０２０年７月13日）

●ＭＢＳ山中真アナ、体調不良で生放送を欠席（「スポニチＡｎｎｅｘ」２０２０年８月１日）

●ＡＢＣテレビ・川添佳穂アナ、体調不良で自宅療養（「ORICON NEWS」２０２０年12月14日）

ワクチン接種開始以前にも、体調不良で番組を休んだアナウンサーはいます。しかし、接種開始以前（14人）に比べると、接種開始後は29人と、体調不良の報道がほぼ2倍になっており、やはり増えたと言えそうです。

しかも、接種開始後は長く休む人や、不調を繰り返す人が目立ちます。たとえば、NHK青森放送局のキャスターからTBS「THE TIME,」のキャスターに抜擢されたフリーアナウンサー千葉真由佳さん（29、年齢は2023年11月の執筆時点。以下同）は、体調不良で1週間休養しています。千葉さん自身「社会人になってから体調不良で休んだことがなかったので、自分でもびっくりでした」と語っています。

元テレビ東京のアナウンサー森香澄さん（28）も、同局の「ウイニング競馬」を2週間連続で休んでいました。「体調不良で今日までお休みをいただいておりました。体力があるのが取り柄だったのですが……」と語っています。

フリーアナウンサーのホラン千秋さん（35）は、キャスターを務めるTBS「Nスタ」を二度休養しています。一度目は朝から体調不良で、PCR検査を受けた結果陰性だったとのことです。二度目はインスタグラムに「本日も体調が優れないため、『Nスタ』欠席します」とメッセージを出しています。

　そして、もっとも同情を禁じ得なかったのが、フジテレビアナウンサーの渡邊渚さん（26）です。２０２３年7月から体調不良のため朝のレギュラー番組を休み、入院を余儀なくされていました。

　その本人が10月22日、３カ月ぶりにインスタグラムを更新し、苦しい胸の内を明かしたことが大きく報道されました。

「この4ヶ月で私はいろんなものを失いました。食べられなくなった。うまく歩けなくなった。うまく指が動かなくなった。大切にしていた仕事もなくなった。目標もなくなった。できなくなったことを数えるとキリがないくらい。自分の手のひらから大事なものがどんどんこぼれ落ちていきました」

「何もできなくなっていく自分が怖くて、悔しくて、悲しくて泣いてばかり。今まで何のために頑張ってきたのだろう、いっそこのまま生きることを投げ出したいとも思いました。もっと自分を大切にしていればよかった。身体の悲鳴に耳を傾ければよかった、心に素直になればよかった。たらればを言い始めると止まらなくなりますが、時を戻すことも、人生をやり直すこともできません」

そして最後に、「まだ仕事には戻れませんが、いつか社会復帰できる日を目指して、ゼロから小さな努力をコツコツ積み重ねていきます！」と綴《つづ》り、「最近やっとスマホを片手で持てるだけの力が出てきました」と明かしている（デイリー「フジ渡邊渚アナが病床写真『いろんなものを失いました』体調不良で3カ月入院『悲しくて泣いてばかり』SNS文章投稿」2023年10月22日）。

コロナワクチン後遺症の患者を多数取材してきた立場から渡邊さんの症状を見ると、「これはワクチンが原因ではないか」と、どうしても疑ってしまいます。胃腸障害や味覚障害で食欲不振に陥った人も、神経障害と思われる症状で筋力低下や歩行障害に陥った人もたくさんいるからです。もちろん、そうでない可能性もありますが……。

フジテレビ社長が「体調不良」問題に言及

渡邊さんにかぎらず、井上清華さん（28）、小室瑛莉子さん（24）など、フジテレビの若手女性アナウンサーが相次いで体調不良と報じられました。とくに渡邊さんのSNSの投稿が大きく報じられたことを受けて、同社の港浩一社長が定例の社長会見で、次のように説明したそうです。

アナウンサーが相次いで体調不良で番組を欠席していることについて、港浩一社長は「アナウンサーが体調不良で番組を休む機会が増えているのは、コロナ禍以降、少しでも体調に不安を感じたら無理せず休むよう指導しているため」と説明。

「アナウンサーの勤務シフトは、負荷がかかりすぎないよう、一人一人細かく配慮して決めている。労働環境に何らかの問題があり、体調不良者が発生しているというふうには考えていない」と語った（スポニチAnnex「フジテレビ 女子アナが相次いで番組欠席のワケは『少しでも体調に不安を感じたら休むよう指導している』」2023年10月27日）。

しかし、番組の進行に責任を持つアナウンサーが、「少しでも体調に不安を感じた」からといって、レギュラー番組を相次いで休むようなことを簡単にできるのでしょうか。それに、渡邊さんの症状は尋常ではなく、「体調に不安を感じた」で済むレベルではありません。

組織に所属し、社会的モラルも問われるアナウンサーは、コロナワクチンを率先して接種している可能性が高いと思われます。

もちろん、ワクチンのせいではなくコロナ感染や、たまたま他のきっかけが原因の可能性も否定できませんが、コロナワクチンの影響の可能性を排除することもまた、社員の健康管理に責任を持つべき会社として問題があるのではないでしょうか。

体調不良から急逝した有名人

体調不良だけではありません。とても悲しいことに、体調不良から突然に亡くなってしまった若い有名人も報道されています。

たとえばお笑い芸人では、2023年4月18日、お笑いコンビ「インデペンデンスデイ」の久保田剛史さんが36歳で死去しています。「体調不良の悪化により」と報じられました。

同年9月21日には、「カントリーズ」のえざお（本名・江澤伸行）さんが40歳で亡くなっています。えざおさんはその2日前に「体調不良でライブ中止とさせて頂きます」との投稿をしていました。

他にも、若くして突然に亡くなった有名人のニュースが複数あります。2023年4月12日、ポップバンドsancribボーカルの大川内智彦さんが29歳で亡くなりました。大川内さんは亡くなる当日に、「ハイボールが美味い」とツイートしていました。

同年の3月21日には、グラビアアイドルの片瀬美月さんが26歳の若さで亡くなっています。2022年11月30日に、片瀬さんが体調不良のため2週間程度休みをとることを事務所が発表していましたが、その後は復帰。ご本人は死去当日には侍ジャパンがWBC決勝に進出したことを喜ぶツイートをしていました。

大川内さん、片瀬さんともに、まさか自分が亡くなるとは思ってもいなかったのではないでしょうか。将来ある若い人たちが、このように急逝されるニュースに接すると、胸が痛みます。

第一章で詳述したとおり、予防接種健康被害救済制度で認定された死亡事例では、心疾患や脳の出血等が死因となる人が多くいました。これらの病気で若くして亡くなる有名人も多く報道されており、気になります。

2022年2月5日には、『苦役列車』などの作品で知られる芥川賞作家の西村賢太さんが、タクシーの中で突然具合が悪くなり、亡くなっています。54歳でした。死因は心疾患とされています。

2023年10月12日には、累計1500万部を超えるヒット作『花ざかりの君たちへ』の著者、漫画家の中条比紗也さん（享年50）が心臓の病気で亡くなりました。中条さんは亡くなる1週間ほど前の10月5日まで、普通にSNSに投稿をしていました。

2023年には他にも、漫画家の水口幸広さん（急性心不全で5月12日に死去、享年56）、ヒップホップアーティストのKANDATAさん（心室細動で7月3日死去、享年32）、ゲームキャスターのなないさん（心不全で8月9日死去、享年40）、などが、心臓の病気で亡くなっています。

また同年10月19日、ロックバンドBUCK－TICKのボーカル・櫻井敦司さん（57）がコンサート中にステージ上でふらつき転倒。3曲目を歌い終わったところで救急搬送され、脳幹出血で亡くなりました。

その前年、2022年5月14日には、日本テレビアナウンサーの河村亮さん（54）が脳出血で亡くなっています。また、同年7月23日に、人気ウェブコミック『俺だけレベルアップな件』の作画を担当していた漫画家のDUBU（ジャン・ソンラク）さんが脳出血のため37歳で死去しています。

何度も言いますが、これらの人たちの死も、コロナワクチンが原因と断定はできません。若くして心臓や脳の病気で亡くなる人は常に一定数存在するからです。

しかし、他に気になるデータもあります。次の章で詳述しますが、コロナワクチンの接種が始まった頃から、日本国内の死者が激増しているのです。2021年は、接種前の2020年に比べ、6万7101人も死者が増えました。この時点で戦後最大の増加数でした。

そして、2022年はさらに記録が更新されました。2021年に比べて12万9194人も死者が増えたのです。接種前の2020年と比べると、この2年で20万人近く死者が増えたことになります。そして、2023年も2022年と同じか、それ以上に毎月死者が出ています（厚生労働省「人口動態統計」）

普通はあり得ないような体調不良や死亡が目立つので若い人たちに限定して取り上げましたが、高齢者の死者も当然のことながら増えています。コロナワクチンが原因で体調不良になった人や、命を落としてしまった人がたくさんいる可能性もあります。「高齢なのだから仕方がない」と思われて、気づかれていないだけかもしれません。

「コロナワクチン原因説」をタブーにすべきでない

私がこの章で言いたかったのは、有名人の不可解な体調不良や急死が、「ひょっとするとコロナワクチンが原因ではないか」と公に語ることを、タブーにするべきではないということです。

なぜなら、コロナワクチンが原因となっている可能性があるのに、それを公に語れない空気をつくってしまうと接種が止まらず、体調不良の人をさらに増やしてしまう可能性があるからです。

逆に、タブーなくその可能性を議論することができれば、その害に気づいて接種をやめる人が増え、さらなる健康被害を減らせるかもしれません。また、コロナワクチンによる害の解明や、健康被害を受けた人の迅速かつ幅広い救済にもつながるでしょう。

「コロナワクチンのせいだというエビデンスはない。そんなことを言うと接種忌避者が増える」とワクチン推進者たちは反発するかもしれません。ですが、そもそも新型コロナは、ワクチンを絶対に必要とするほどの感染症ではありません。

2023年9月に始まった秋接種の接種率が国民の1割台にとどまっていることからみても、多くの人がもはや必要性を感じていないことは明らかではないでしょうか（11月28日時点で接種回数合計は1351万1818回・首相官邸ホームページより）。

いま体調不良に陥ってしまっている人や、愛する人を亡くした遺族に、「コロナワクチンのせいかもしれない」と伝えるのはとてもつらく、かつ難しいことです。そう聞かされたら、打ってしまったことや打たせてしまったことを後悔するかもしれないからです。

だからといって、社会全体のことを考えると、黙っているのが得策だとも決して言えません。体調不良が「コロナワクチンが原因かもしれない」と気づいてもらえるように、公に遠慮なく言える状況をいかにつくっていくか、考えなくてはいけない時期にきていると私は思うのです。

第三章　政府と専門家の「言い訳」

「集団免疫の獲得」を政府は明言

みなさんも思い出してみてください。そもそも、どうして政府は「一日100万回接種」を目標にしてまで、国民に急いでコロナワクチンを接種させたのでしょうか。それは、「集団免疫を達成させ、新型コロナを収束させる」のが目的だったはずです。

事実、コロナワクチンの接種が始まった当初、政府も集団免疫を達成させるという目標をはっきりと意識していました。一般への接種が始まって約2カ月後の2021年6月17日、菅義偉《よしひで》首相（当時）は記者会見で次のように語っています。

「職域接種も本格的に始まり、若い人を含む希望者への接種が続く。集団免疫に近づいていくと思っている」

また、初代ワクチン担当大臣として、接種を強力に推進した河野太郎氏（現デジタル大臣）も、2021年6月23日の日本テレビの番組で、次のように語っていました。

「（筆者注：2021年の）10〜11月に集団免疫を獲得できるよう、しっかり取り組む」

政府関係者やワクチン推進派の医師たちは、国民の7～8割がコロナワクチンを接種すれば、集団免疫が達成され、コロナを抑え込めるかのような言説を振りまきました。そして国民の多くが、それを心から期待してワクチンを打ったはずです。

その結果はどうだったでしょうか。政府や推進派医師が求めたとおり、国民のおよそ8割にあたる約1億人がコロナワクチンの2回接種を完了しました。ところが、接種開始から半年も経たないうちに、2回接種していても感染する「ブレークスルー感染」が相次いで発生するようになりました。

すでに2021年8月12日には、福岡市の調査で6月30日～8月6日の間にブレークスルー感染が少なくとも70人いたことがわかったと報じられています（西日本新聞「ワクチン2回接種後に『ブレークスルー感染』70人 福岡市『マスク、消毒続けて』」2021年8月12日）。

2021年9月には、兵庫県加古川市の精神科病院、愛知県豊橋市の高齢者施設、青森県八戸市の医療機関などで、相次いで集団感染が報じられています。いずれも、入所者や職員の多くが2回接種済みでした。

こうして2回の接種だけではコロナの感染を防ぎきれないことが明らかになり、政府は落ちてしまったコロナに対する免疫をもう一度上げる目的で、2021年12月から3回目の接種、いわゆる「ブースター接種」に踏み切りました。

この3回目の接種率も、全国民の7割近く（67・4％）に達しました。しかし、その努力もむなしく、日本はブースター接種開始直後から、第6波（2022年1月〜同年3月末）に見舞われました。

そこで今度は、3回目接種から5カ月以上経過した60歳以上の人や基礎疾患のある人を対象に、2022年5月下旬から4回目接種が始まりました。ところが、日本はオミクロン株による第7波（同年7月〜9月末）に襲われます。この第7波は、一日あたりで過去最多の陽性者数を記録するほどの大きな感染の山となりました。

それまでは、新型コロナウイルスの原初の型である「武漢株」に対応するワクチンだけでした。しかし、オミクロン株対応のワクチンが登場し、2022年10月21日から5回目となる接種が始まりました。ところがまた、日本は第8波（2022

年11月末～2023年1月末）に襲われます。この第8波では、一日あたりで過去最多のコロナ感染死を記録することになりました。

2023年から、コロナワクチンの接種は基本的に春（5月開始）と秋（9月開始）の年2回接種となりました。対象とされているのは、65歳以上の高齢者、基礎疾患のある人、医療介護従事者です。

2023年の秋接種まで、すべてを真面目に打った人は、合計でなんと7回もコロナワクチンを打ったことになります。こんな回数を打てば、すごい免疫がつくように思うかもしれません。しかし、それによって新型コロナを抑え込むことはできたでしょうか。

ワクチンで新型コロナの流行は抑えられなかった

2023年5月に新型コロナの感染症法上の位置づけが、季節性インフルエンザ等と同等の5類に引き下げられました。陽性者数の調査を厚生労働省がやめてしまったので正確にはわかりませんが、第7波、第8波に比べると陽性者数は減ったたか

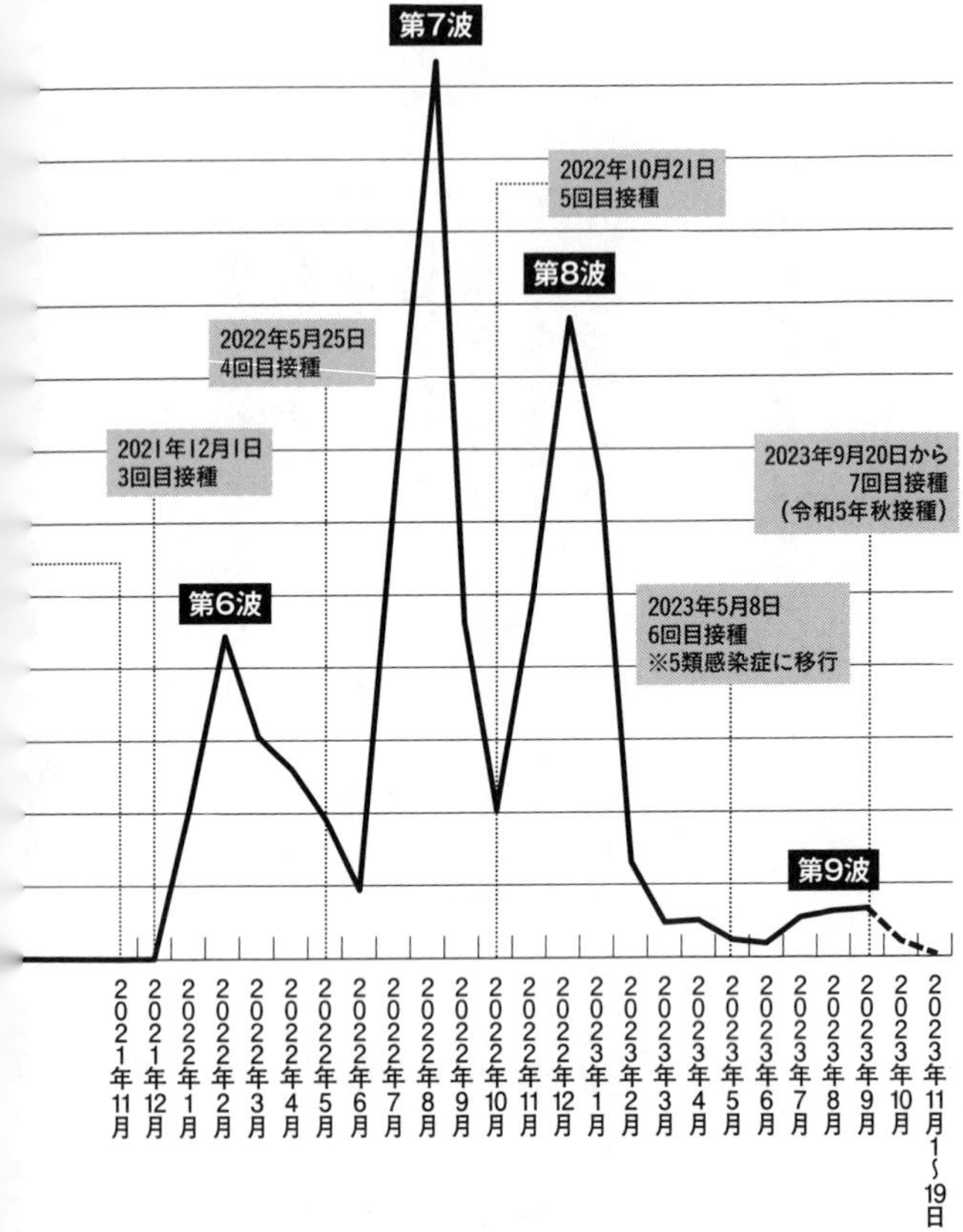

※2023年9月25日以降の数値はインフルエンザ/COVID-19定点から報告された患者数と基幹定点から報告された入院患者数の集計、並びにゲノムサーベイランスの結果(破線部分)

新型コロナ新規陽性者数の推移とコロナワクチン接種のタイミング

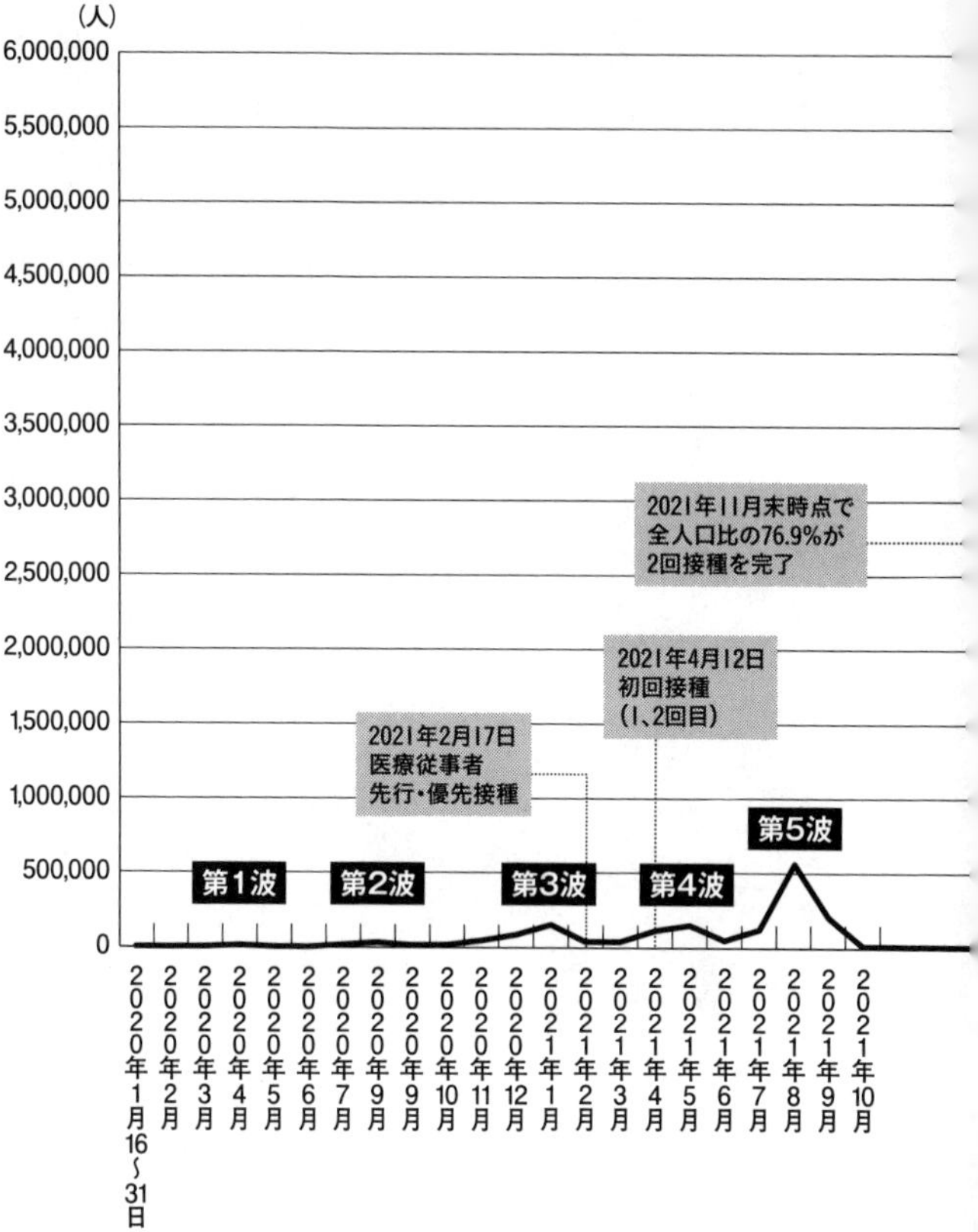

※接種回数はフルで受けた場合。18歳以上
※2023年度中は無料接種が継続
※厚生労働省、国立感染症研究所感染症疫学センター、首相官邸のデータを元に作成

もしれません。ですが、2023年5月の春接種の後に、第9波（2023年5月〜9月）とも言える感染の波がありました。この原稿を執筆時点（同年11月）では、コロナの感染の山は落ち着いているようです。

とはいえ、2023年から2024年の秋冬のシーズンには、新型コロナだけでなく、季節性インフルエンザも同時に流行すると予測している専門家がいます。もしそのとおりになれば、結局、最多の人で7回にもなる接種によっても、コロナを抑えることはできなかった、ということになります。

それどころか、接種開始からの経緯を冷静に振り返ってみると、ワクチンを打つたびにコロナ感染の波が襲っています。いやむしろ、ワクチンがコロナ感染の波を呼び起こしているようにさえ見えます。実際、ワクチンを頻回に接種すると、かえって感染しやすくなったり、免疫が抑制されたりすると警鐘を鳴らす研究者もいます。

それが正しいと断言はできませんが、いずれにせよコロナワクチンによって新型コロナの流行を抑えられなかったのは明白です。つまり、政府や専門家が説明したとおりには、コロナワクチンによって集団免疫は達成されず、コロナが収束することはなかったのです。

それどころか、ワクチン接種が始まってからのほうが、コロナ陽性者が格段に多いという事実があります。もし集団免疫ができるほどワクチンが効いていたのであれば、陽性者は減って当然のはずなのに、まったく逆の結果になったのです。

私たちは、結果として「騙された」のです。にもかかわらず、ワクチン接種を推進した政府関係者、専門家、医師等のなかで、集団免疫を達成できなかったことを謝罪する姿を見たことがありません。あまりに無責任だと思うのは、私だけでしょうか。

早々に集団免疫論を放棄

実は、集団免疫が達成できない見込みであることは、早くからわかっていました。

一般接種開始から4カ月後の2021年7月29日、政府の新型コロナウイルス感染症対策分科会の尾身茂会長（当時）は、衆議院内閣委員会の閉会中審査で、次のように発言しました。

「仮に国民の70％に（筆者注：コロナワクチンの接種を）したとしても、残りの30％の人がプロテクトされることでは残念ながらないと思う」

この発言からおよそ1カ月後、分科会の資料に正式に、次の文面が記載されました。

「全ての希望者がワクチン接種を終えたとしても、社会全体が守られるという意味での集団免疫の獲得は困難」（新型コロナウイルス感染症対策分科会「ワクチン接種が進む中で日常生活はどのように変わり得るのか？」令和3年9月3日）

このように政府と専門家は、早々に集団免疫論を放棄し、コロナを抑え込むことを諦め、白旗を上げていたのです。

ところが、なぜかそのことは不問に付されたまま、コロナワクチンの接種は続けられました。そして、それを正当化するために政府や専門家が次に強調し始めたのが、「重症化を抑えるためにコロナワクチンの接種をする」という主張です。

とくに、コロナに感染しても軽症で終わることの多い子どもたちにまで、なぜワクチンを打たせる必要があるのかという疑問に答えるためか、政府や推進派医師たちは「新型コロナにかからないように、かかっても重症化しないように」と説明し始めました。

しかし、その重症化予防効果も本当にあったと言えるのか、きわめて怪しいと言わざるを得ません。ワクチン接種後のほうが、コロナ感染死が増えたからです。

コロナ感染死が増えた「言い訳」

前述したとおり、一日あたりのコロナ感染死が最多を記録したのは、5回目のオミクロン株対応ワクチンの接種が始まった後の第8波（2022年11月末～2023年1月末）でした。2023年1月14日には、一日のコロナ感染死が500人を超えました。

コロナのパンデミックが始まってからの3年で約6万2000人がコロナで亡くなりましたが、第8波では2022年12月からの1カ月半だけで、その5分の1以上にあたる約1万3000人が亡くなったのです。

もし本当に重症化予防効果があるのならば、コロナに感染して死亡する人が減っていてもおかしくないはずです。ところが現実には、まったく逆のことが起こってしまったのです。

当然、政府の専門家たちは「言い訳」を考えます。2023年2月22日、政府の新型コロナウイルス感染症対策アドバイザリーボード（座長・脇田隆字《たかじ》国立感染症研究所所長）が、「オミクロン株による第8波における死者数の増加に関する考察」という文書を公表しました。

それによると、オミクロン株になって致死率が低下したにもかかわらず、コロナ感染死が増加したのは、次のような理由によるとしています。

①オミクロン株の致死率は低下したものの、感染者数が圧倒的に増加したため、それにともなって死者数も増加した。

②第8波になって、感染報告のうち80歳以上が占める割合が第7波の約1・3倍

に増加しており、正月休み等による帰省や、医療機関や介護施設でのクラスター発生によって、高齢者が感染する機会が増えていることも影響している可能性がある。

そして、高齢者の死亡者が増加した原因として、次の理由を挙げています。

「ウイルス感染をきっかけとする併発疾患や合併症の増悪」
「身体的活動度が低下した高齢者が多く利用している施設での感染拡大」
「ワクチンや感染で獲得した免疫の時間経過にともなう低下」
「感染者増加による救急搬送への過剰な負荷による治療介入の遅れ」
「地方への感染拡大」

しかしこれらの説明には、まったく説得力がありません。なぜなら、最初の①のように、死者の増加が感染者数の増加によるものだとしたら、そもそも「コロナワクチンにはオミクロンの感染拡大を抑える力はなかった」ということになるからです。

また、「併発疾患や合併症の増悪」という項目では、コロナ感染をきっかけに誤嚥性肺炎を起こしたり慢性心不全が悪化した可能性や、血栓が発生したことで心血管系・脳血管系の死亡に影響を与えた可能性などが指摘されていますが、そうだとするとコロナワクチンには、こうしたリスクを持つ人の死亡を防ぐ効果もなかったということになります。

「身体的活動度が低下した高齢者」への影響も理由に挙げられています。しかし以前から、コロナを過度に恐れて外出・面会の制限を続けてしまうと、歩く機会や人と話す機会が減り、高齢者の衰弱が進んでしまうと指摘されてきました。だとするとむしろ、過度なコロナ自粛こそが問題であった可能性があります。

「救急搬送への過剰な負荷」についても、世界一の病床数を持ちながら病床を柔軟に増減できない問題や、発熱患者を診たがらない医療機関が多いためにコロナ受け入れ病院に患者が集中してしまうこと、地域での医療機関の連携が不十分なことなどが指摘されてきました。これは、そうした問題を改善できなかった政府や医療界の問題であると言えるでしょう。

このように、コロナワクチン接種後に死者が増えてしまった原因として、政府のアドバイザリーボードの専門家たちが挙げた理由は、どれ一つとっても納得できるものではなく、自分たちの責任をまぬがれるものにもならないのです。

「ワクチン接種しなかったら陽性者も死亡者もさらに増えていた」のか？

接種が始まってからのほうがコロナ陽性者も感染死も増加したのは、揺るぎない事実です。「コロナワクチンには感染予防効果も重症化予防効果もなかったのではないか」と主張したとしても、なんらおかしなことはないはずです。

ところがそのように主張すると、ワクチンを推進する医師たちから「ワクチンを打たなかったら、もっと陽性者も死亡者も増えていた」と反論されることがあります。本当にそう言えるでしょうか。

それを証明するには、ワクチンを接種していない人のほうが、ワクチンを接種した人たちよりも、はるかに多く死亡していることを示す必要があります。しかし、そのことを証明できる、信頼に足るデータは少なくとも日本国内にはありません。

日本には、コロナ陽性者を登録する「HER－SYS（ハーシス）」というシステムがありました。政府はそのデータをもとに、接種歴（未接種、2回接種、3回接種など）ごとの年代別陽性率、重症化率、致死率を算出。その結果を、コロナワクチンが有効である根拠の一つとしてきました。

ところが2022年5月に、ワクチン接種歴不明の人を未接種者として扱うという、「不正」と言わざるを得ないような処理をしていたことが発覚しました。そして、あらためて接種歴不明の人を除いて解析し直すと、それまでとは逆に、年代によっては未接種者より接種者のほうが陽性率が高いという結果が出て、大きな問題となりました。

その後、医療機関や保健所の業務が大変だという理由で、同年9月に入力情報を簡略化することになり、陽性者の全数把握と接種歴データの取得をやめてしまいました。ですから今の日本では、非接種者のほうがはるかに多く感染していて、死亡していると証明することは、できないのです。

にもかかわらず、「ワクチンを打たなかったら、もっと陽性者も死亡者も増えていた」と医師や専門家が言うのは、まったく非科学的であると言わざるを得ません。そのようなことを、根拠となるデータもなしに平気で言える医師や専門家には、呆れるばかりです。

ワクチン接種後に増加した「日本全体の死者数」

実は、増えているのは「コロナ感染死」だけではありません。コロナワクチンの接種が始まってから、「日本全体の死者数」も異様に増加しています。

人口動態統計の確定値によると、2021年の日本の死者数は143万9856人でした。コロナワクチンの接種が始まる前の2020年（137万2755人）と比較すると、6万7101人（4・9％）の増加でした。

2022年の死者数はさらに増えて、156万9050人となりました。2021年と比較すると12万9194人（9・0％）増ですが、前々年と比較すると死者

2013年から2022年までの日本の死亡数（確定値）

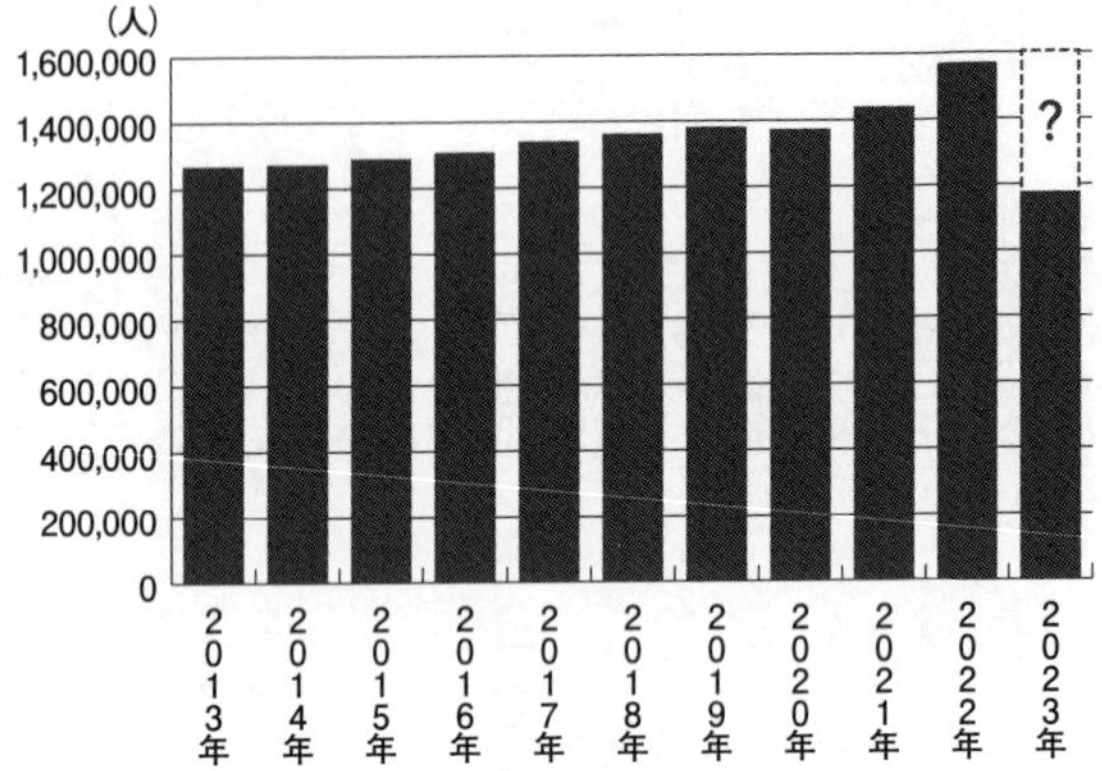

※厚生労働省「人口動態統計」より。2023年は９月までの速報値

が19万６２９５人も増えたことになります。

２０２０年といえば新型コロナの国内での感染が明らかとなった年でもありますが、その年の死亡数をベースとして比較すると、ワクチン接種が始まってからの２年（２０２１年と２０２２年）で、合計して全国の死者が26万人以上（26万３３９６人）も増えたことになるのです。

２０２３年の統計は執筆時点（２０２３年11月）で９月までの速報値しか出ていませんが、１月に前年同月比で２万４９７８人（17・３％）増と大幅な増加が見られた以外は、毎月、前年とほぼ変わらない死者数となっています。

ですが、２０２２年が異常に増えたことを考えると、２０２３年の死者数も例年に比べて多いと言えるでしょう。もし２０２３年も２０２２年と同じくらいの死者数で終わったとしたら、ワクチン接種開始からの３年で、接種前の２０２０年と比べて約46万人も死者が増えることになります。

もちろん、毎年の死者数の増加は高齢化進展の影響を受けます。ですから、それを差し引いて考えなければ、「異常な増加」と評価することはできません。そこで、例年の死者数の推移を見てみました。

対前年比の増加数は１万～３万人前後で、２０２０年はむしろ８３３８人減少していました。これに比べると、やはり２０２１年と２０２２年の死者の増え幅は大きいと言えると思います。

さらに、このような事実もあります。この死亡者の増加によって、日本人の平均寿命が２年連続で短縮してしまったのです。２０２１年は、女性が０・14歳短い87・57歳で、男性が前年より０・09歳短い81・47歳でした。日本人の平均寿命が前年を下回るのは10年ぶりのことでした。

さらに2022年は前年に比べて女性が0・49歳短い87・09歳、男性は0・42歳短い81・05歳となりました。この2年間の死者数増加は、日本人の平均寿命を縮めてしまうほどのインパクトがあったのです。

厚労省と国立がん研究センターの見解

報道によると、厚生労働省は平均寿命短縮の主な要因を「新型コロナウイルス感染による死亡者の増加」と説明しています。ただ、人口動態統計の確定値によると、2021年の新型コロナによる死者数は1万6766人、2022年は4万7638人となっています。合わせて6万4404人です。2021年と2022年合わせて26万人以上も死者が増えたのですから、コロナ感染死だけで日本全体の死者数の増加を説明できないのは明らかです。

平均寿命とは別に、国立がん研究センターが死亡者数を人口で割り、年齢のばらつきを調整した「年齢調整死亡率」を公表しています。それによると、2021年は前年比で2・2％死亡率が増加しました。同センターの分析によると、2021年の全死因死亡率増加の主な要因は、「新型コロナ」「老衰」「循環器疾患」の死亡率増加だったとのことです。

厚労省も国立がん研究センターも、2021年からの異常な死者数増加の要因として、コロナワクチンの「ワ」の字も挙げていません。しかし、この「老衰」「循環器疾患」による死亡とされたなかに、コロナワクチンが引き金となったケースがないと断言できるでしょうか。

私は複数の医師や介護関係者から、「ワクチン接種後に急に食欲や元気を失い、そのまま亡くなった高齢者がいる」という証言を得ています。もしそれが本当はワクチンの影響だったとしても、高齢なので自然死だと思われて、死亡診断書に「老衰」と書かれてしまうことは十分に考えられます。

また、第一章で書いたとおり、予防接種健康被害救済制度で認定された死亡事例では、心筋梗塞、心不全、不整脈、心筋炎、大動脈解離などの「心血管系」の疾患がもっとも多く、全体の4割以上（43・8％）を占めていました。

したがって、死亡統計の「循環器疾患」を増やしてしまうほど、コロナワクチンが影響した可能性も十分に考えられます。しかし、医師がコロナワクチンとの関連を疑わないかぎり、死因に「コロナワクチンの接種による」と書かれることはないでしょう。

いずれにせよ、コロナワクチンの接種が始まってから、日本人の死者が急増したのはまぎれもない事実なのです。その要因を分析するのに、最初からコロナワクチンの可能性を排除していること自体、おかしいと言わざるを得ません。

国立感染症研究所所長の反論

実際のところ、この国内の異常な死者増加とコロナワクチンとは関係があると言えるのでしょうか。これに関して、最近、興味深い出来事がありました。

「日本人の謎の大量死」の原因と責任を追及し続けているユーチューバー・藤江成光さん（元国会議員秘書）が、2023年10月28日に開かれた国立感染症研究所の一般公開で、所長の脇田隆字氏と15分ほど話をすることが叶い、以下の2点で意見が一致したとX（旧ツイッター）に投稿したのです。

「ワクチンの重症化予防を示す国内のデータはない」
「超過死亡（日本人の謎の大量死）の原因がワクチンである可能性は、否定できない」

脇田所長といえば、厚生労働省の新型コロナウイルス感染症対策アドバイザリーボードと新型コロナウイルス感染症対策専門家会議の座長を歴任した人物で、コロナワクチン推進の立場にあります。

その人物が、日本人大量死の原因がコロナワクチンである可能性を否定できないと発言したというのですから驚きです。このエピソードを書いた藤江さんのXへの投稿（同年10月28日付）は、11月末日現在で表示回数が282万回にも達していました。いかに注目されたかがわかります。

これに対して脇田所長は、発言内容自体は完全否定せず、「自分の意図とは異なる内容」として、同年10月30日付で異例の文書（「新型コロナウイルス感染症に関して国立感染症研究所所長の見解とする一部SNSにおける投稿について」）を同研究所のホームページに掲載しました。そして、毎日新聞やNHKが、これを取り上げて報道する事態にまで発展しました。

この文書で脇田所長は11の参考文献を挙げて、「新型コロナワクチン（mRNAワクチンを含む）が新型コロナウイルス感染症による重症化、入院及び死亡を減らすことは、多くの適切にデザインされた研究に基づいて実証されており、学術的に確立された知見」だと主張しています。

そして、「『新型コロナウイルスのワクチン接種が原因で超過死亡が発生した』と考えられる科学的根拠は、現時点において確認されていません」と反論しました。

この言葉をそのまま受け取っていいのでしょうか。

そこで私は、脇田所長が文書の中で挙げている11の参考文献の内容を確認してみました。その結果、この11の文献では、「なぜ日本人の謎の大量死が起きているのか」という藤江さんの疑問には答えられないと判断しました。

たとえば、脇田所長が挙げている参考文献2は、「高齢者におけるCOVID－19ワクチン接種の有効性と安全性に関するシステマティックレビューとメタアナリシス」というタイトルの論文です。

「ランダム化比較試験」という、信頼性の高い方法で実施された22件の臨床試験を抽出・統合し、340万人の高齢者を対象とした研究なので、「エビデンスレベル（科学的証拠としての信頼性）は高い」と言えます。

その解析の結果、コロナワクチンは、「高齢者の新型コロナ感染と関連死を減らす」という結論になっていました。

減らせたのは「コロナ関連死」か、「総死亡」か

これだけ見ると、「ほらやっぱり、コロナワクチンは有効ではないか」と言われるかもしれません。ですが、藤江さんが問うているのは、「日本人の謎の大量死」です。「コロナ感染に関連する死亡（コロナ関連死）」ではありません。

政府・厚労省、専門家などから「コロナワクチンには感染予防効果や重症化予防

効果がある」「コロナワクチンは世界中で何百万人もの命を救った」などと聞くと、「やはりコロナワクチンは打つべきではないか」と思われるかもしれません。

しかし、私たちは常に、減らせたのは「コロナ関連死」なのか、それとも「総死亡」なのかを問わなくてはいけません。いかにコロナワクチンで「コロナ関連死」を防げたとしても、その「害」による死亡が予防効果を上回っていたら、「総死亡率（あらゆる要因による死亡率）」は上昇してしまいます。

現に「日本人の謎の大量死」は接種が始まってから顕著になっており、これは「強い副反応によって、ワクチンの効果を帳消しにするほどの副反応死が起こっている」という仮説と矛盾しません。それに論文2は、コロナワクチンの接種が高齢者に全身および局所的な副反応を誘発していることも指摘しています。

3～10の文献も確認してみました。そこに挙げられている海外や国内の研究は、「重症化、入院及び死亡を減らす」という結論になっていたとしても、脇田所長自身が文書で書いているとおり、いずれも「新型コロナウイルス感染症による」ものであり、「総死亡率」が減ったことを示すデータにはなっていません。

それに、脇田所長は「適切にデザインされた研究」だと説明していますが、実際にはエビデンスレベルが高くないものも多いのです。

参考文献を検証する

たとえば、文献4の国立感染症研究所が行った研究は「複数の急性期病院に呼吸不全で入院した者」を、文献5の長崎大学を中心とする研究チームが行った研究は「新型コロナウイルス感染症が疑われる症状で受診した患者」を対象としていました。

これらは「症例対照研究」と呼ばれるもので、研究結果にバイアス（偏り）が紛れ込みやすいことがわかっています。たとえば、入院患者を対象にすると、入院せずそこまでに死亡した患者は対象から漏れることになります。受診患者を対象とした場合も、受診意欲が低い人は対象に入りません。

このように、国民全体を代表したものではなく、最初から偏った人たちを研究の対象としてしまう「選択バイアス」が働くために、間違った結論を導きやすいのです。

　また、文献6は非接種者と比較した研究ではなく、1回目または2回目の追加接種を受けた65歳以上の高齢者を対象に、2価（武漢株＋オミクロン株対応）ワクチンの有効性を調べた研究でした。どうしてこのような研究を「重症化、入院及び死亡を減らす」根拠として参考文献に挙げているのか、私には理解できませんでした。

　最後の参考文献11は、WHO（世界保健機関）のサイトにつながっていました。特定の国際機関がワクチンを打つべきだと言っているからといって、それを根拠とするのは思考停止であり、単なる権威主義であると言わざるを得ません。

　そして極めつけは、脇田所長が筆頭に挙げている参考文献1です。これはコクランライブラリーに掲載されている「COVID－19ワクチンの有効性と安全性」という論文です。

　その結論は「プラセボと比較してほとんどのワクチンは、症候性COVID－19（新型コロナウイルス感染症）が確認された参加者の割合を減少させるか、または減少させる可能性があり、一部のワクチンでは、重症または重篤な疾患を減少させるという確実性の高いエビデンスがある」と書かれています。

しかし、その一方で、「死亡率に関するエビデンスは概して乏しく、ＡＤ26を除くすべてのＷＨＯ承認ワクチンの確実性は低いか非常に低かった」（筆者注：ＡＤ26＝ヤンセン／ジョンソン・エンド・ジョンソン社製のアデノウイルスワクチン）とも指摘されています。

コクランとは、世界中の医学研究者が参加する非営利団体で、特定企業と利害関係のない、質の高いエビデンスに基づく医学情報を提供することを目的としています。

近年、ＨＰＶワクチン（子宮頸がんワクチン）やマスクの評価をめぐって、外部からの圧力があったのではとの批判もありますが、信頼できる研究（主にランダム化比較試験）だけに絞った、非常に厳密な評価（システマティックレビュー）に基づいていることが知られています。

そのコクランが「死亡率に関するエビデンスは概して乏しく」と評価しているにもかかわらず、脇田所長は参考文献の筆頭に挙げているのです。もしかすると、「素人は医学論文など見ない」と高をくって、もっともらしく参考文献を並べただけではないでしょうか。

「コロナワクチンは安全で有効」を証明するデータはない

「コロナワクチン接種によって、日本人の謎の大量死が起きているのではないか」という藤江さんの疑問に科学的に反論するには、接種者と非接種者の予後（その後どうなったのか）を比較して、接種者のほうが総死亡率が低下していることを証明する必要があります。

しかもバイアスが出ないように、接種者と非接種者の属性（年齢、性別、健康状態、学歴、職業、収入等々）をマッチングさせなければ、フェアな結果を出すことはできません。そうした研究を行うべきだと、私は接種開始前から一貫して主張してきました。

しかし、そのような研究は国内外を探してもありません。コロナワクチンによって総死亡率が下がることを科学的にフェアに証明した研究は行われていないのです。

にもかかわらず、「コロナワクチンは安全で有効だ」という専門家の言葉を信じることができるでしょうか。

藤江さんの動画によると、「2年半接種をしてきて、日本国内の結果としてのデータがないのでは？」という問いに対して、脇田所長は「それは日本の問題点」「接種歴とアウトカム（臨床的結果）が突合できていない」と答えたそうです。もし本当にそう話したのだとしたら、脇田所長の言うとおりです。

脇田所長自身、藤江さんが指摘していることも、その問いに答えるためには何をすべきなのかも、本当はよくわかっているのではないでしょうか。しかし、本音を語ったことを「マズい」と思ったのか、あるいはどこからか圧力がかかったせいか、あのような弁明をせざるを得なくなったのでしょう。

脇田所長がご自身を「科学者である」と自認するなら、どうすれば「日本人の謎の大量死」の原因をフェアに解明できるのか、それを政府や国民に提言すべきです。脇田所長だけではありません。コロナワクチン接種を国民に要請してきた人たちは全員、接種によって総死亡率が低下することを国民に示す義務があると私は思います。しかし、それを提言することすらせず、藤江さんの問いにあのような弁明をするということは、大量死の原因を解明する気など端からないのでしょう。

実は、謎の大量死が起こっているのは、日本だけではありません。ヨーロッパ諸国でも2022年後半から超過死亡（例年の統計から推計される範囲を超えた死亡）が増加しました。2016〜19年の平均と比較して、2022年12月は19％の増加が見られ、とくにドイツ（37・3％）、オーストリア（27・4％）、フランス（24・5％）などで、高い超過死亡が観察されました（小島誠二「超過死亡に関する海外からの最新情報」アゴラ 2023年3月11日）。

コロナワクチンと関連性があるのどうか決着はついていませんが、もしコロナワクチンを接種した人のほうが数多く死んでいることが証明されたら、コロナワクチン接種を推進した人たちは、厳しく責任を問われかねません。そのことをよく知っているからこそ、医学界全体が科学を偽装し続けている――。私にはそう思えてならないのです。

第四章　医師もワクチン接種をやめている

ワクチンハラスメント

「コロナワクチンの安全性が十分確認されていないことや、打っても集団免疫ができないことは、少し調べればわかることでした。だから私は、患者さんやスタッフにも『ワクチンは打たないで』と言ってきたんです。その結果、大学の先輩でもある院長と対立してしまいました」

これは、ある地方の病院で副院長を務める医師の話です。彼自身もコロナワクチンは危険だと判断し、打たない選択をしました。

しかし、以下のような考えに固執する院長や同僚医師たちから、理解を得ることができませんでした。

「患者や職員に感染させないために、ワクチンを接種するのは当然」

「接種しなかった職員のせいでクラスターが発生したらどう責任を取るんだ」

今でも副院長は院長や同僚医師たちと、断絶状態が続いているそうです。

医療機関だけではありません。2021年2月にコロナワクチンの接種が始まってから、全国の多くの職場や学校で実質的に接種を「強要」する出来事が相次ぎました。

そして、打たない選択をした人に対しての圧力や差別的な対応、嫌がらせなど、いわゆる「ワクチンハラスメント」が多発しました。

たとえば、滋賀県甲賀市の消防本部では2021年に、コロナワクチンの接種を受けなかった30代の職員に対し、感染防止対策として他の職員から離れた廊下脇で業務をさせていたことが明らかになりました。

その職員は「ワクチン接種拒否者」として他の職員との接触を制限され、その旨が文書を通じて全職員に通知されました。その後、退職を余儀なくされたといい、その職員は「ワクチン接種をしない職員に対する見せしめで差別ではないか」と心情を語ったそうです（毎日新聞「コロナワクチン未接種『拒否者』扱い廊下脇に元消防職員『差別』」2023年5月31日）。

2023年11月27日には、自衛隊福島地方協力本部が、コロナワクチンを拒否した隊員に接種を強要するなどの威圧的な言動をしたとして、同本部の50代の3等陸佐を戒告処分したと報じられました（共同通信「ワクチン強要、自衛官処分　部下に威圧的言動」２０２３年11月27日)。

他の組織でも「ワクチン接種回数を書いたリストが貼り出された」「管理職が勝手に接種日を決めて集団接種会場に行かされた」「接種していないと呼び出されて行くように迫られた」などといった事例があったことを、私は複数の当事者や関係者から聞いています。

なかでもひどかったのが、看護学校をはじめとする医療・福祉系学生に対する接種強要でした。そもそも、コロナワクチンの接種は任意で、打つのも打たないのも、その人の自由であるはずです。

「ワクチン未接種というだけで留年しそうに……」

コロナワクチンの接種を始めるにあたって改正された予防接種法の附帯決議にも、「新型コロナウイルスワクチンを接種していない者に対して、差別、いじめ、職場や学校等における不利益取扱い等は決して許されるものではない」と明記されています。

にもかかわらず、接種することを入学や実習参加の条件とされ、看護師や医療専門職になる夢を断念しようと考えるまで追いつめられる事例が相次いだのです。

２０２３年３月23日には、およそ１０００人の看護師が加入する「全国有志看護師の会」が、医療福祉系学生に対するワクチンハラスメントの改善を求める１万３７７５人の署名を厚生労働大臣、文部科学大臣、法務大臣宛てに提出しました。

その署名サイトには、次のような当事者・保護者の声・相談が寄せられています（署名サイトＶＯＩＣＥ「【１万人署名】ＳＴＯＰ！ワクチンハラスメント『医療・福祉系学生』に対するワクハラの改善を求めます。」２０２３年３月22日署名受付終了。許可を得て一部抜粋）。

【現役看護学生】

私はコロナワクチン接種を拒否した際、学校から「自分の健康を考えることもいいですが、医療者として患者さんを守ることを考えてください。もっと柔軟な考えを持って下さい」と言われました。

ワクチンを接種した回数で、患者さんへの思いやりを比較されているように感じました。また、ワクチンを接種しなかった場合に単位取得のための措置はあるのか尋ねた際、「あなた一人のために？」と言われました。

【看護学生の保護者】

娘は看護学校に入学するために学校見学に参加しました。見学の時に、入学が決まったら「入学までの3カ月の間」にコロナワクチン接種を3回終わらせておくようにと言われました。

また、受験時の面接では、ワクチン接種を何故しないのか？　ワクチン接種をしていないと実習や単位は取れないと説明がありました。

「娘がアレルギー体質です」と伝えたら、教員より「お母さん勉強してください、素晴らしいｍＲＮＡワクチンを打たないでどうするんですか？　あなたみたいな方がいるから医療が逼迫するんですよ」と言われました。

【医療専門職学生】

私の学校では、実習の条件が「コロナワクチンを3回接種していること」となっています。実習に参加しなければ進級できません。しかし、単位を全て取得し、出席日数も満たしているのにワクチン未接種というだけで留年しそうになっています。

講義中に「ワクチンを打たない医療従事者なんて要らない。ワクチン打たない人は採用しない。アレルギーがあって打てなくても普通の人とおんなじようには働けない」など不適切と思われる発言がありました。

接種回数ごとに挙手させたり、証明書を提出させようとしたり、3回未満の接種者には打たない理由を書かせたり。学校側のコロナワクチンに対する圧力がとても怖く、精神的苦痛を受けました。

他にも署名サイトには、「娘にはアトピーがあり、血も出ているのに、未接種で実習不可となった。学校は医療に進む気があるなら自分だけのことを考えては駄目だと言われた」「娘が3回接種後に脱毛、帯状疱疹に苦しんだ。病院に内定が決まっているが、接種を強要されるなら取り消しでもいい」といった保護者の声が寄せられています。

接種を強要した人たちは「総懺悔」すべき

看護や介護の実習へ行く先には、感染すると重症化しやすい患者や高齢者がいます。ですから、「コロナをうつさないために、ワクチンを打つのは当たり前だ」「なぜワクチンを打たないなどと、わがままを言うのか」と反発する人がいるかもしれません。

しかし、厚生労働省は2020年6月1日と2021年5月14日、2022年4月14日の三度にわたって、医療関係職種の養成所等に対して、「ワクチン接種やPCR検査を実習受け入れの必須条件とせず、学生等にワクチン接種を強制することがないよう理解を求める」旨の通知を出しています。

実習先が確保できない場合には、学内実習などで代替して留年とならずに授業単位を取得できるよう、学校側が調整すべきなのです。

それに前章でも書いたとおり、ワクチンの感染予防効果はきわめて眉唾で、あったとしても短期間しかもたないことは、ブレークスルー感染が相次いだことや、何度ワクチンを打ってもコロナを抑えることができなかったことからも明白です。

そもそも、2021年7月30日には、CDC（米国疾病予防管理センター）が、「デルタ株に感染した場合、ワクチン接種者でも非接種者とほぼ同量のウイルスを生み出している」との研究結果を公表していました。つまり、ワクチンを打っても新型コロナウイルスに感染するし、感染したら人にうつしてしまうのです。それを知らなかったのだとしたら、感染予防に責任を持つ医療者として情報収集能力に欠けていると私は思います。

それでも「ワクチンを接種すべきだ」と言うのは、科学的な理由からではなく、「実習先の患者が感染したり、クラスターが発生したりしたら、『接種してない学生がいたからだ』と非難されてしまう」という社会的理由によるものではないでしょうか。

百歩譲ってコロナワクチンに感染予防効果があったとしても、なぜ自分ではなく他者を守るために、リスクがあり得る薬品の接種を強要されなくてはならないのでしょうか。

とくに若い人たちは、新型コロナによる重症化のリスクがきわめて低いことがわかっています。一方で、第一章で詳述したとおり、コロナワクチンは予防接種健康被害救済制度で多数の健康被害が認められており、そのなかには長い治療が必要になったり、障害が残ってしまったりする症例や命を落としてしまう症例もあります。

そうした事実を知って、「私は打たない」という選択をした人に、それでも社会として、本人にリスクを負わせてでも接種を強要することができるでしょうか。その妥当性は、医療の専門家だけで決められることではなく、哲学、倫理学、宗教学、法律学、社会学、経済学等々、さまざまな領域の英知を集めて議論すべき重大な問題です。

にもかかわらず、そのようなプロセスを完全に無視して、医療・介護の現場をはじめ、さまざまな職場・学校でワクチンハラスメントが堂々と行われました。

人一倍、患者の自己決定権を尊重すべき臨床の現場でも、人権を平気で侵害するようなことが起こったのです。これは許されるべきことではありません。

結果としてコロナワクチンは、新型コロナの流行を抑えることも、接種前より死者を減らすこともできませんでした。その厳然たる事実を前に、学生や部下にワクチン接種を強要した覚えのある人たち、とくに医師や看護師たちは「総懺悔《そうざんげ》」するべきだと私は思います。

医師の4割が接種をやめていた

しかも、あれだけコロナワクチンの接種を強力に推し進めてきた医師たちが、自分たち自身にワクチンを打つことを、しれっとやめ始めている事実があります。

医療従事者向けの情報提供サイトを運営している「m3・COM」が、2023年5月11~15日の期間で、医師会員にコロナワクチンの6回目接種の意向を尋ねるアンケートを実施しています。回答数は6406人(開業医1332人、勤務医5074人)でした。

その結果、「接種を受ける」と回答したのは全体の約6割（59・2％）で、「接種を受けない」が約4割（40・7％）でした。

年齢が上がるほど「接種を受ける」という回答が増え、50代58・8％、60代70・4％、70代80・9％、80代以上86・4％でした。一方で、若い医師ほど「接種を受ける」という回答は減り、20代45・5％、30代46・1％、40代50・6％となっています。

なお、「接種を受ける」という回答は、開業医（62・5％）のほうが勤務医（58・4％）よりやや高いという結果でしたが、これは勤務医をやめてから開業する医師が多いこと、すなわち開業医のほうが平均年齢の高いことを反映しているのかもしれません。

いずれにせよ、すでに2023年春接種の段階で、およそ4割、若い世代になるとおよそ半数の医師が、「もうコロナワクチンは打たない」という選択をしているのです。春接種では、医療従事者も接種の対象となっているにもかかわらずです。

医師がコロナワクチンを接種しなくなった理由

では、どうして「接種を受けない」のでしょうか。アンケートの自由回答を見ると、次のような理由に大別できそうです。

1. 自身の副反応が強かった

「肩の接種部位の痛みが持続している」（開業医）、「副反応が打つたび、重くなっていると感じるから」（勤務医）、「前回、軽度のアレルギーが出たから」（勤務医）

2. 有効性に疑問を持っている

「効果がある期間が短いから」（開業医）、「永遠に接種しなくてはいけなくなってしまうため」（勤務医）、「キリがないから」（勤務医）

3. 必要性を感じない

「一度コロナに感染しており、免疫ができていると思うから」（開業医）、「高齢者でもなく、基礎疾患もないから」（勤務医）、「4回接種しているし、感染もしたので十分」（勤務医）、「既に罹患したので、3回目までで接種はやめた」（勤務医）、「ワクチンの在庫処分をしているように感じるから」（勤務医）

医師のなかにも、コロナワクチンの安全性や有効性、そして必要性に疑問を持つ人が確実にいることがわかります。接種をやめる人が増えているのは、そうした認識が広がっているからでしょう。

なかには、「3回目接種後に副反応と思われる心筋炎を発症したから」「接種後に死亡した知り合いの医師がいるから」という回答もありました。医師のなかにも、健康被害を受けた人が確実にいるのです。本当に痛ましいことです。

開業医に対しては、勤務する職員への6回目の追加接種の対応についても尋ねる設問があります。

それによると、コロナワクチンに懐疑的な医師が増えているためか、「必ず接種を受けるよう求めている」という回答は9・7％にとどまり、「接種を受けることを推奨している」（35・5％）と合わせても半数に達しませんでした。

しかし医療現場では、いまだに職員に接種を求める上司もいるようです。アンケートでも接種必須を求めている理由として、「自分たちが接種を受けずに、患者さんに接種勧奨はできないから」「未接種は周囲からの印象がよくないため」といった、非科学的なコメントが挙がっていました。

その一方で、「個人の意思に委ねている」が54・8％と半数を超え、医療現場でも職員に接種を強要するような圧力が弱まっていることをうかがわせます。ワクチンでコロナを収束させることができなかった現実を見れば、当然の判断でしょう。

7回目の接種率は国民全体の約1割

一般の社会でも、コロナワクチンの接種率は回数を追うごとに下がってきています。ＮＨＫの「新型コロナと感染症・医療情報」のサイトに掲載されている「日本国内のワクチン接種状況」によると、2023年11月28日時点での回数別の接種人数と接種率は、以下のとおりです（なお、4回目以降の接種率は、日本の人口を1億2000万人として独自に算出）。

1回目　1億0472万5707人（接種率80・8％）
2回目　1億0344万4510人（接種率79・9％）
3回目　8664万2954人（接種率67・4％）
4回目　5924万1787人（接種率49・4％）
5回目　3682万9032人（接種率30・7％）
6回目　2393万7079人（接種率19・9％）
7回目　1351万1818人（接種率11・3％）

これを見るとわかるとおり、4回目以降、接種率は50％を切り、7回目は全国民のおよそ1割しか打っていません。多くの人が「打たない」ことを選んだのです。

もし接種をやめた人を「反ワクチン」と呼ぶなら、国民の大半が「反ワクになった」と言えるでしょう。

2023年の春接種と秋接種からは、65歳以上の高齢者と基礎疾患のある人、および医療介護従事者が対象となっています。ですから、おのずと接種率は低下します。

しかし、政府が公表している令和5年秋開始接種のデータを見ると、全体の接種率は17・7%（2223万2444回）で、うち65歳以上の高齢者は43・6%（1563万6067回）でした（2023年12月5日現在）。つまり、65歳以上の高齢者でも、およそ6割は打っていないのです。コロナワクチンが「オワコン」になって、高齢者からも「意味のないもの」と見なされ始めていることがわかります。

残念ながら、医師の接種率については、公式のデータがないのでわかりませんが、前掲の6回目（令和5年春接種）の接種率と比べても、より下がっているであろうことは容易に想像がつきます。コロナワクチンは、医師にとっても「終わってしまった」ものとなっている可能性が高いと言えるでしょう。

しかし、自分たちが打たなくなったことについて、大半の医師は口をつぐんでいます。実は、冒頭の地方病院の院長も3回目まで打って、4回目からはなぜか打つのをやめてしまったそうです。副院長は次のように言います。

「自分が打つのをやめたものを、患者さんに打ち続けるなんて、フェアではありません。なぜワクチンを打つのをやめたのか、院長として患者さんに説明すべきです」

副院長の怒りはもっともです。この院長だけではありません。なぜ接種をやめてしまう医師が増えたのか、ワクチン接種を強力に推し進めた医療界として、国民に納得できる理由を説明すべきだと私も思います。

1兆3000億円分の在庫ワクチン

このようにオワコン化するワクチンですが、政府はコロナワクチン購入に巨額の税金を投入してきました。

会計検査院の調べによると、政府は2020年と2021年両年度で、コロナワクチンの接種事業に4兆2026億円の巨費を投じました。その6割近くがワクチン確保費用で、政府は総人口の7回分以上の8億8200万回分を確保しました。

支出総額4兆2026億円のうち、もっとも規模が大きかったのがワクチンの確保費用で2兆4036億円。その他は接種事業を担う自治体への補助金（1兆7149億円）や、接種に使う物品の購入費用などでした（朝日新聞デジタル「コロナワクチン、2年で8・8億回分確保　検査院『算定根拠が不明』」2023年3月29日）。

これだけの巨費を投じて、果たして目標とする成果を出せたと言えるでしょうか。接種開始後のほうが感染者も死者も拡大した事実を前にして、成果があったと言えるはずがありませんが、百歩譲ってワクチンが無駄なく使われたなら、まだマシだったと言えるでしょう。しかし実際には、多くのワクチンが余り、廃棄されました。

財務省の資料（財務省「社会保障」2022年11月7日）によると、2022年9月14日の時点で、ファイザー社製は2億4300万回接種で在庫消化率76％でしたが、モデルナ社製は7700万回接種で在庫の24％しか消化できていませんでした。

また、アストラゼネカ社製に至っては4400万回分を海外供与したうえに、国内で使ったのは12万回分で、契約本数の0・04%しか消化できていませんでした。ノババックス社製も接種回数は19万回で、在庫消化率はわずか0・05%でした。

総計で、契約数量8億8200万回分のうち、海外供与分を除いた接種回数は3億2031万回（約36%）で、2022年9月の時点で6割以上も在庫を消化できていなかったのです。金額にすると実際に使われたのは9927億円分で、1兆3608億円分の在庫が余っていました。

そして、期限切れのワクチンが大量に廃棄されてきました。毎日新聞の取材によると、2023年2月までに、7783万回分のコロナワクチンが「有効期限切れ」を主な理由として廃棄されました。廃棄量は購入契約数の約9%にもあたります。

コロナワクチンの購入単価は公表されていませんが、財務省が試算する単価2725円と掛け合わせて試算すると、約2120億円にもなると毎日新聞は記事で指摘しています（毎日新聞「コロナワクチン、少なくとも7783万回分廃棄2000億円超か」2023年3月18日）。

「型遅れ」のワクチンを追加購入

　このように、目もくらむような無駄を出してきたのです。にもかかわらず、政府は２０２３年も９月からの秋接種に向けて、さらにワクチンの追加購入を行ってきました。

　厚生労働省の報道発表資料によると、まず２０２３年７月28日に、オミクロンXBB対応１価ワクチンをファイザー社から２０００万回分、モデルナ社から５００万回分追加購入することで合意したと公表しています。

　同年９月27日には、オミクロンXBB・１・５対応１価ワクチンをファイザー社から１０００万回分追加購入することで合意。さらに10月19日にも、同じワクチンをファイザー社から９００万回分、モデルナ社から１００万回分追加購入することで合意したと公表しています。

　このとおりだとすると、厚生労働省は秋接種に向けて、XBB対応１価ワクチンをファイザー社から合計で３９００万回分、モデルナ社から６００万回分、合計４５００万回分も購入したことになります。

しかし、秋接種の回数は、12月5日の時点で2200万回を超える程度に留まっています。もちろん、この後の新型コロナウイルスの流行状況によっては、接種を希望する人が増えるかもしれません。

ただ、XBB系統の流行は、2023年8月中にピークを迎え、10月頃には底を打っています。そして、2023年10月1日〜11月1日の調査で、日本の主流はXBBから通称「エリス」と呼ばれるEG・5系統に置き換わっています（東京都健康安全研究センター「世界の新型コロナウイルス変異株流行状況」2023年11月10日）。

つまり、XBB・1・5対応型ワクチンは、すでに「型遅れ」なのです。厚生労働省は「新型コロナワクチンQ&A」のサイトで「EG・5・1系統とXBB・1系統の違いはわずかであり、有効性が期待できると考えられます」としていますが、「期待できる」「考えられる」としか言えないワクチンの効果を、どれだけ信じられるでしょうか。

7000億円分のワクチンが廃棄された

それだけでなく、あらためてコロナワクチン廃棄の呆れた実態が明らかになりました。2023年11月9日、日本維新の会の猪瀬直樹議員が参議院厚生労働委員会で、巨額のコロナ予算について追及したのです（以下、東スポWEB「猪瀬直樹氏が巨額コロナ予算を追及　廃棄ワクチン『ドブに捨てた7000億円どう説明する』」2023年11月9日から引用）。

厚生労働省報道発表資料を基に猪瀬直樹事務所が調べたところ、廃棄見込み数は2億2630万回分に上っていました。猪瀬氏は次のように問い質しました。

「単価3000円として計算すると7000億円です。我々の血税がドブに捨てられているわけです。オミクロン株（のワクチン）だけで1億1000回分が廃棄されたんですよ。これは調達方法に大きな問題があったと言わざるを得ない。ドブに捨てた7000億円を国民にどう説明できるのでしょうか」

これに対して武見敬三厚労相は「外国のワクチンに頼らざるを得ず、競争の中での価格にならざるを得なかった。国民の命を守るためには一定のゆとりを持って購入することは当然だと思います」と回答しましたが、あまりに「ゆとり」を持ちすぎではないでしょうか。東スポが委員会終了後に猪瀬氏を直撃したところ、こう話したそうです。

「（筆者注：2023年）3月の予算委員会で警告した通りになった。当時の廃棄数は6000万回分で金額にして1800億円。『この問題はもっと出てくる』って警告したにもかかわらず結局7000億円に膨らんだ。民間と違って7000億円という金額に驚きとか痛みがない。全国の小、中学生の給食費を無償化にした場合の費用は3000から4000億円の間。その2倍。いかに大金かということが分かるでしょ？という話」

猪瀬氏の言うとおりだと私も思います。武見大臣は「国民の命を守るためには」と話しますが、親からネグレクトされて、満足に栄養のある食事を摂れず、給食だけが命綱という子どもたちが現実に数多く存在します。

他にも生活が追い詰められて、健康や生命を脅かされている人はたくさんいます。7000億円もの巨費をドブに捨てるなら、そのような人たちにお金を使ったほうが余程いいに決まっています。

型遅れとなったＸＢＢ対応ワクチンも接種する人がいなくなり、有効期限切れを迎えて、こっそり廃棄されるのが目に見えているのではないでしょうか。このままだと、ドブに捨てられる税金の金額が１兆円に届いてしまうかもしれません。

そういうことを、我が国の政府は行っているのです。にもかかわらず、野党もマスコミもまともに騒がないのは、不可解としか言いようがありません。

打てば打つほど儲かる仕組み

そして、巨費を注ぎ込まれてきたコロナワクチンの利権に、医師や医療機関も群がってきました。

２０２１年から２０２２年にかけて、一日１００万人を目標に集団接種会場やクリニック等でコロナワクチンの接種が盛んに行われていた当時、多くの医師や看護師がワクチン接種のアルバイトで臨時収入を得たのは、よく知られた話です。

たとえば、東京、千葉、茨城に開設された接種数一日１０００人規模の集団接種会場でリーダーを務めたある医師は、週2、3回程度（月10回あまり）の勤務で一日12万～18万円の報酬を得て、2021年8月頃からの3カ月で約450万円を稼いだそうです。

また一般の医療機関向けには、ワクチン接種への特例支援が実施されました。それによって、仮に週100回ワクチン接種を行ったとすると、1回2070円、20万7000円／週の収入となりました。これを4週間続けると1回あたりさらに2000円の加算がつき、162万8000円（2070円×100回×4週＋2000円×100回×4週）となりました。

さらに、週に150回の接種を4週続けた場合には3000円の加算がつき、304万2000円（2070円×150回×4週＋3000円×150回×4週）となりました。

このように、政府は医療機関に対して接種に対するインセンティブを付けて、打てば打つほど儲かる仕組みにしていたのです（詳しくは、鳥集徹＋特別取材班『コロナ利権の真相』〈宝島社新書〉を参照してください）。

毎日新聞も、政府のワクチン接種事業の特例支援で大儲けした医療機関の実例を記事にしています（毎日新聞「『ワクチンがお金に見えた』総額17兆円、コロナ特例支援の功罪」2023年3月10日）。

それによると、ある地方都市の総合クリニックは、繁忙期を除き毎月700万〜800万円の赤字を抱えていました。当初はワクチン接種は割に合わないと判断し、地元の開業医に任せる考えでしたが、特例支援の導入で力を入れて取り組む方針に転換し、補助加算される夜間や休日も積極的に接種を受け付けました。

そして、2022年9月末までにおよそ6500人に接種し、多い月で約1500万円の黒字を計上。経理担当者は「『こんなにもらっていいの』というのが本音。ワクチンがお金に見えてしまった」と語っていたそうです。

2023年5月にコロナウイルスの感染症法上の扱いが季節性インフルエンザ等と同じ「5類」に引き下げられるのと同時に、このコロナワクチン接種にともなう特例支援も縮小され、週150回以上接種する場合の1回あたり3000円の加算はなくなりました。

しかし、週100回以上の接種を2カ月の間に4週以上行った場合の2000円の補助は、日本医師会の要求によって継続が決まり、現在も接種へのインセンティブが働く仕組みが継続されています。

2024年度以降はコロナワクチンの無料接種は終了する見込みで、医療機関への特例支援もなくなるかもしれません。しかし、医師たちはコロナワクチンによって、大きな恩恵を受けてきたのです。

コロナ対策予算は3年間で104兆円

コロナワクチンがなんの成果も上げていないどころか、多くの健康被害を出していること、そして巨額の税金を浪費してドブに捨てる結果に終わっていることを、医師ならば知らないはずはありません。知らなかったとしたら、国民の命を預かる立場として失格だと私は思います。

にもかかわらず、大半の医師がこうした現実に口をつぐんでいるのは、自分たちも「ワクチンで集団免疫が達成できる」という政府や専門家の甘言に飛びつき、ワクチン利権のおこぼれに預かったからではないでしょうか。

なんの疑問も持たずに自分たちの患者や地域の人たちにワクチンを打ちまくり、病院・クリニックのスタッフや医療・福祉系の学生にも接種を事実上強要した手前、いまさら「コロナワクチンは打ってもムダでした」「巨額の税金をドブに捨ててすみません」とは言えないでしょう。

コロナワクチンに疑問を呈するようなことを言えば、「反ワク（反ワクチン）医師」としてトンデモ扱いされ、勤務している病院、地域の医師会、医学会などで白い目で見られてしまう空気もあります。そのようなことを言って、得することは何もないのです。

しかし、もうそのような甘い考えでいる場合ではありません。私たちの社会と経済は、コロナ対策で大きなダメージを受けました。

日本はコロナ対策のために、２０２０年度からの3年間で１０４兆円もの国家予算を充てています。東日本大震災の復興予算が10年間で約32兆円ですから、いかに巨額であるかがわかるでしょう。

そのために、日本はさらなる借金を背負ってしまいました。２０２３年度末の国債残高はＧＤＰ（国内総生産）のおよそ2倍にもなる１０６８兆円にもなると見込まれています。この債務残高は、主要先進国のなかでも突出したレベルです。日本の名目ＧＤＰはこの30年あまり５００兆円前後で横ばい状態なのに、借金だけがどんどん膨らんでいるのです。

この借金（国債）は日本国内だけで賄えているから大丈夫だという人もいます。ただ、貿易大国として米国などから叩かれたのも今は昔。日本は東日本大震災があった２０１１年からの12年間のうち９年で貿易赤字を記録しています。２０２２年には19兆９７１３億円と過去最大の貿易赤字を記録しました。２０２３年も赤字幅は縮小するものの、13兆円を超えると見込まれています。

海外の物価上昇や円安にともない、日本の物価も上昇していますが、賃上げがそれに追いついていません。ＯＥＣＤ（経済協力開発機構）の調査によると、２０２２年の日本の平均年収は加盟国38カ国中21位で、韓国（20位）に抜かれてしまいました。

1995年を基準とすると、米国は賃金上昇率が249%と2・5倍も年収が増えました。しかし日本は98%と横ばい。33カ国中で唯一、30年前より年収が減った国となりました（THE GOLD ONLINE「韓国を下回る『日本人の平均年収』…アジアで『一番年収の高い国』からも陥落、日本の没落はいつまで続くのか？」2023年6月28日）。

すでに日本は豊かな国ではないのです。米国のコロナワクチンメーカーであるファイザー社やモデルナ社は大儲けをして笑ったことでしょう。しかし、我が国としては、これでよかったのでしょうか。

今の子どもたちや若者たちに、将来、大きなツケが回るのではないかと私は真剣に心配しています。コロナの流行を抑えることのできなかったワクチンに、これほどの国富を浪費したことが本当によかったのか。国の現状を憂える気持ちや国民の命を守る気概があるなら、政治家のみならず医師たちも、自分たちのやったことを真剣に振り返り、猛省すべきだと私は思います。

第五章　〝危険な〟ｍＲＮＡワクチンへの大転換が始まる

インフルエンザワクチンもｍＲＮＡタイプへ

これまで使われてきたインフルエンザワクチンは「不活化ワクチン」と呼ばれるものです。感染性を失わせたインフルエンザウイルスから、免疫反応を誘導するために必要な成分を取り出してつくったワクチンです。

そのインフルエンザワクチンに、２０２４年あるいは２０２５年のシーズン頃からｍＲＮＡタイプが登場しそうなことを、みなさんはご存じでしょうか。

現在、複数のメーカーがｍＲＮＡタイプのインフルエンザワクチンを開発中です。モデルナ社やファイザー・ビオンテック社のものが先行しており、治験（当局から製造販売の承認を受けるのに必要な試験）の最終段階である第Ⅲ相試験まで到達しています（国立医薬品食品衛生研究所遺伝子医薬部「感染症予防用ｍＲＮＡワクチンの臨床開発状況」２０２３年11月6日更新）。

また、２０２３年夏に国産初のｍＲＮＡワクチンの承認を受けた第一三共が、新型コロナウイルスとインフルエンザのワクチンを混合したｍＲＮＡワクチンの開発を始めるという報道もあります（Medical DOC「第一三共、新型コロナ＆季節性インフルの『混合ｍＲＮＡワクチン』開発へ」２０２３年10月20日）。

さらに日本のメーカーであるデンカ、ＶＬＰセラピューティクス・ジャパン、阪大微生物病研究会が、後述する「レプリコン」（次世代ｍＲＮＡ）タイプの季節性インフルエンザワクチン開発の共同研究を始めるとの発表もありました（日刊工業新聞「次世代ｍＲＮＡ活用、インフルワクチン開発へ」２０２３年10月５日）。

ｍＲＮＡワクチンは従来の不活化ワクチンや遺伝子組み換えたんぱくワクチン等に比べて開発期間が短く、製造コストも安いとされています。それに加えて、コロナワクチンによって各国政府がｍＲＮＡワクチンの実戦応用にお墨付きを与えてしまいました。そうしたことが、各社がｍＲＮＡワクチンの事業に参入することに弾みをつけた理由だと思われます。

ｍＲＮＡワクチン製造工場が続々と建設

日本国内では、ｍＲＮＡワクチンに関連する工場の建設や製造ラインの設置も続々と報じられています。

まず、武田薬品工業の創薬プラットフォーム事業を継承し設立されたアクセリード社と米国の製薬企業アークトゥルス社による合弁企業「アルカリス社」が、福島県南相馬市に国内初のｍＲＮＡ医薬品の工場を設立しました。

ｍＲＮＡワクチンの原薬製造から製剤化までを一手に担う予定で、年間の製造キャパシティは、世界でも最大規模の約10億回分を見込んでいるそうです（東洋経済オンライン「福島に巨大生産工場、コロナで躍進『ｍＲＮＡ』の底力　『がんワクチン』も進展、官民投資バブルの理由」２０２３年９月６日）。

日本の製薬企業Meiji Seikaファルマが、２０２３年11月27日に世界で初めて、レプリコンタイプのコロナワクチンの薬事承認を厚生労働省から受けました。そのレプリコンワクチンの製造を、アルカリス社と連携して南相馬の工場で行う予定となっています。

また、ＶＬＰセラピューティクス・ジャパンが、福岡県の久留米リサーチ・パーク内に、レプリコンワクチンやウイルスベクターワクチン（無毒化したウイルスを遺伝情報の導入手段とするワクチン）を製造する工場を建設中で、稼働開始は２０

24年の予定となっています。

さらに第一三共が、埼玉県の子会社工場をmRNAワクチン製造のため増強。富士フイルム富山化学が富山市に、タカラバイオが滋賀県草津市に、それぞれmRNAワクチンの製造棟の建設を予定しているなどと伝えられています。

なぜ、これほどまでに国内でmRNAワクチン製造に多くの企業が参入し、生産能力の増強が図られているのでしょうか。それは、政府がワクチン開発・生産体制を強化するために、2021年度（8101億円）と2022年度（1000億円）の総額で、9101億円にもなる補助金を出しているからです。

いくつかある補助金のなかでも額が大きく、mRNAワクチン工場の建設などに関わるのが、経済産業省の「ワクチン生産体制強化のためのバイオ医薬品製造拠点等整備事業」で、2021年度（2274億円）と2022年度（1000億円）の合計で3274億円の予算が基金としてついています。そして、前述のmRNAワクチン工場を建設あるいは建設予定の企業は、すべてこの補助金を得ています。

日本のワクチン開発・製造能力は欧米諸国から大きく後れをとっています。もし次のパンデミックやウイルスを生物兵器にしたバイオテロなどが起こった場合に、それに対応できるワクチンを国内で調達できなければ、大変なことになるかもしれません。

と、このように書けば、政府の行っていることはいいことのように思えるかもしれません。しかし、これだけの巨額の税金が、私企業であるワクチンメーカー支援のために注ぎ込まれていることも国民は知るべきであり、それが適正に使われているのかどうか、厳しく監視をしなくてはいけません。

mRNAワクチンの何が問題なのか?

それに、コロナワクチンの安全性や有効性に疑問を持たない人は、インフルエンザワクチンが最先端のｍＲＮＡタイプに置き換わっていくことや、国内に製造拠点が次々にできて世界の製薬をリードしたり雇用を生み出したりする可能性に期待するかもしれません。

しかし、本書の冒頭から指摘してきたとおり、コロナワクチンは多くの健康被害を出しています。それが「新型コロナ」に対するワクチンだけに特有な問題であればいいのですが、もしそうでなかった場合には、インフルエンザワクチンであったとしても同じような健康被害が起こる可能性があります。

実際に、コロナワクチンの安全性を問題視している国内外の研究者の多くが、mRNAワクチンの仕組みそのものにも健康被害を発生させるリスクがあると指摘しています。コロナワクチンで重篤な副反応が起こるメカニズムを大別すると、次の4点が挙げられます。そのうち2番目を除く3つが、mRNAワクチンに特有の問題点です。

1. mRNAを包む脂質ナノ粒子（LNP）が、体内で強い炎症を誘導し、アナフィラキシーショックや臓器・組織の炎症を引き起こす。

2. コロナワクチンによって大量に生み出されるスパイクタンパクが肺や血管などを傷つけ、血栓を生じさせやすくする。

3. ｍＲＮＡによって抗原となるタンパクを発現した細胞が「感染細胞」と誤認され、免疫細胞から攻撃を受け、さまざまな自己免疫疾患を引き起こす。

4. ｍＲＮＡワクチンを頻回に接種すると、免疫を抑制する方向に働く「ＩｇＧ４」という抗体が多く誘導される。そのためウイルスが免疫からのがれる状態となって感染しやすくなり、ＩｇＧ４関連疾患を引き起こすおそれがある。

まず、1についてです。ｍＲＮＡワクチンは、ウイルスの特定のタンパク（コロナワクチンの場合、新型コロナウイルスの表面の突起部分であるスパイクタンパク）の設計図（遺伝子）を書き込んだｍＲＮＡという遺伝物質を、「脂質ナノ粒子」（ＬＮＰ）という人工の膜で包むかたちでつくられています。

ｍＲＮＡワクチンを注射すると、体内の細胞がｍＲＮＡを取り込みます。そして、細胞のリボソームという器官でｍＲＮＡの設計図を読み込み、指定されたタンパクをつくり出します。そのタンパク（抗原）に免疫細胞が反応して、ウイルスの感染を邪魔する抗体や、ウイルスに感染した細胞を殺すリンパ球（細胞傷害性T細胞）などが誘導されるというのが、ｍＲＮＡワクチンが働く仕組みです。

ｍＲＮＡは壊れやすい物質で、なおかつそのままでは細胞に入り込むことができません。そのため、ｍＲＮＡを壊れないよう安定に保ち、細胞に取り込まれやすくするのに、脂質ナノ粒子で包むことが不可欠とされています。

ただこの脂質ナノ粒子には、スキンケア製品や洗剤などにも使われるＰＥＧ（ポリエチレングリコール）という成分が使われています。そのＰＥＧにアレルギーのある人がｍＲＮＡワクチンを接種すると、まれですがアナフィラキシーショック（激しいアレルギー反応）を引き起こすと指摘されてきました。

また脂質ナノ粒子は、マウスを使った実験で強い炎症を引き起こすという研究結果も米国の研究グループから報告されています。それによって、ヒトの場合でもさまざまな臓器や組織で炎症を引き起こす危険性があるわけです（The mRNA-LNP platform's lipid nanoparticle component used in preclinical vaccine studies is highly inflammatory. iScience. 2021 Dec 17;24(12):103479.)。

コロナ後遺症はワクチン接種が原因か？

2はコロナワクチン特有の問題です。新型コロナウイルスは、人体のさまざまな細胞に発現しているACE2（アンジオテンシン変換酵素2）受容体にスパイクタンパクを接着させ、それを足掛かりの一つとして細胞内に侵入します。

そのスパイクタンパクがACE2受容体に接着する際に細胞を傷害して肺炎を起こしたり、血管を傷つけて血栓症を引き起こしたりする可能性が、米国のソーク研究所などから報告されています（SARS-CoV-2 Spike Protein Impairs Endothelial Function via Downregulation of ACE 2.Circulation Research. 2021;128:1323-1326）。

また、血管を拡張させて血圧を下げるホルモンの役割も果たしているACE2のレベルが下がることで血圧が上がり、血管が狭くなるリスクも指摘されています。

血管が傷ついて血栓ができたり、血圧が急激に上がったりすると、当然、心筋梗塞や大動脈解離、脳梗塞や脳出血のリスクが上がります。また、神経に栄養を送る血管が詰まれば、手足のしびれ、痛み、筋力低下の原因にもなり得ます。

当初から、新型コロナウイルスは重症化に血栓症が関与しているのではないかと言われてきましたが、それが感染だけでなく、ワクチンによってつくられるスパイクタンパク単独でも起こり得るということです。

さらにコロナ感染後の後遺症として、咳、胸痛、動悸、息切れ、倦怠感、関節痛、味覚障害、嗅覚障害、下痢、腹痛、ブレインフォグ（記憶障害、集中力低下）、不眠、頭痛、抑うつといった症状が起こるとされています。

検査では見つかりにくい細かい末梢血管の詰まりや、スパイクタンパクによって起こる炎症が引き金になって、こうした多彩な症状が出ているのではないかと考えている医師もいます。

実はこれらは、ワクチン後遺症を訴える人たちの症状ときわめて共通しています。もし、コロナ後遺症の症状がコロナウイルスのスパイクタンパクによって引き起こされているとしたら、コロナワクチンの接種によっても同様の症状が起こって不思議ではありません。

ACE2は全身の血管の内皮細胞だけでなく、脳、眼、肺、心筋、乳房、卵巣、腎臓、腸管、脂肪などさまざまな臓器で発現しています。ですから、多様な症状が全身で起こる可能性も十分に考えられるのです。

コロナ後遺症と診断されている人のなかには、実はワクチン接種が引き金となった人も多く含まれているのではないでしょうか。私はそう疑っています。

自己免疫疾患を引き起こす可能性

3つ目が、ワクチンのmRNAの指令によってタンパク（コロナワクチンの場合はスパイクタンパク）をつくり出すようになった正常細胞が「感染細胞」と勘違いされて、自己免疫によって攻撃される可能性です。

とくに、一度でも特定のウイルスに感染したことのある人は、免疫細胞がそのウイルスのタンパク（抗原）に対する記憶を持っている可能性があります。そのため、mRNAワクチンの接種でウイルスのタンパクがつくられると、強い免疫反応が引き起こされ、すみやかに攻撃が開始されます。これがｍＲＮＡワクチンによって自己免疫疾患が引き起こされる要因の一つではないかと考えられているのです。

自己免疫疾患とは、自分の免疫細胞によって正常な細胞が攻撃される病気で、全身性エリテマトーデスなどの膠原病《こうげん》やリウマチ、急性散在性脳脊髄炎（ＡＤＥＭ）、ギラン・バレー症候群など神経の障害、自己免疫性心膜炎・心筋炎、血小板減少症など、さまざまな病気があります。

実は国内でも、コロナワクチン接種後に膠原病やリウマチが増悪したという学会報告がいくつも出ています。以前、私が司会を務めた週刊誌『女性セブン』の座談会でも、ある大学病院に勤務する膠原病・リウマチ内科の専門医が次のように証言していました。

昨年（筆者注：２０２１年）は入院ベッドの稼働率が常時１２０％を超え、新たに膠原病を発症したり、病状の悪化により致死的な間質性肺炎を併発したりする人が多発しました。私の病院では昨年９月から今年２月までの間に死亡した膠原病の患者が、例年の2倍に増えました。これはもう異常事態と言わざるを得ません（女性セブン「私が見た新型コロナワクチンの実態【勤務医有志の座談会・第2回】」2022年8月26日）。

膠原病・リウマチだけではありません。ADEMやギラン・バレー症候群は、以前からウイルス感染だけでなく、ワクチン接種が引き金となって起こることが知られています。

私が取材したワクチン後遺症患者のなかにも、接種後にADEMやギラン・バレーと似ていると思わざるを得ないような手足のしびれ、痛み、筋力低下、歩行困難などを経験した人がたくさんいました。

また第一章でも書いたとおり、コロナワクチン接種後に、とくに若い男性で心膜炎・心筋炎が多発していることが知られていますが、自己免疫疾患として起こっている可能性も十分に考えられます。

血小板減少症も、mRNAワクチンによって誘導された免疫細胞が血小板を異物と誤認して攻撃している可能性があります。免疫細胞がどの細胞や組織をターゲットにするかによって、さまざまな自己免疫疾患が起こり得ます。

接種後急激に起こるものだけでなく、じわじわと発症する遅発性の場合もあります。さらには、接種回数を重ねるたびに発症リスクが高まることも考えられるので、十分に注意する必要があるでしょう。

ＩｇＧ４抗体の上昇による免疫回避と抗原原罪

４について。ｍＲＮＡワクチンを何度も接種すると、ＩｇＧ４という抗体が増えるという総説論文が、米国南フロリダ大学の研究者から報告されています（Review IgG4 Antibodies Induced by Repeated Vaccination May Generate Immune Tolerance to the SARS-CoV-2 Spike Protein. Vaccines 2023, 11, 991.）。

ＩｇＧ４が増加すると、ウイルスが免疫からのがれる状態となって感染しやすくなり、感染者数や重症者数が増加するおそれがあると懸念されています。それだけでなく、過剰なＩｇＧ４は「ＩｇＧ４関連疾患」を引き起こすおそれもあります。

この病気は肝臓、すい臓、腎臓などの臓器や、血管、涙腺、唾液腺など全身のさまざまな臓器に炎症が起こり、腫れたりコブができたりするのが特徴で、国の指定難病にもなっています。

ＩｇＧ４関連疾患の患者は、がんを発症する頻度も高いと指摘されています（東京都医学総合研究所「新型コロナウイルスや医学・生命科学全般に関する最新情報／ｍＲＮＡワクチンの反復接種はＳＡＲＳ－ＣｏＶ－２の免疫回避を促進する」２０２３年10月3日 文責：橋本款、など参照）。

この他にも、頻回にワクチン接種をすると、「抗原原罪」という現象が起こる可能性も指摘されています。これは、免疫細胞が最初に覚えたウイルスの記憶を引きずり、変異ウイルスに対応したワクチンを接種しても最初のウイルスに対する抗体ばかりをつくってしまい、防御がうまくできなくなることを言います。

抗原原罪の現象はインフルエンザワクチンで指摘されてきましたが、コロナワクチンでもそれが起こっているのではないかと懸念されているのです（全国有志医師の会「【緊急声明】自分を守るため、そして大切な家族を守るために、ＸＢＢ対応

型ワクチン秋接種はやめましょう」２０２３年9月18日を参照）

実際、２０２３年の秋接種で使われたＸＢＢ・１・５対応１価ワクチンは、マウスの実験でＸＢＢ系統より当初の武漢株に対する抗体のほうが桁違いに多く誘導されていることが示されています（第47回厚生科学審議会予防接種・ワクチン分科会「参考資料２」２０２３年6月16日）。

ＩｇＧ４の上昇による免疫回避や抗原原罪が起こっている可能性を考えると、コロナワクチン接種開始後のほうがコロナ陽性者や感染死が増えたことも不思議ではなくなります。コロナワクチンを打てば打つほどコロナにかかりやすく、重症化しやすくなることも十分考えられるのです。

こうした懸念だけでなく、ｍＲＮＡワクチンには製造過程でｍＲＮＡの鋳型として使われたＤＮＡが残留していることもわかっています。ワクチンのｍＲＮＡが逆転写されてヒトの細胞の核にあるＤＮＡに組み込まれることは、通常は考えられません。

しかし、ＤＮＡだとその確率は上がります。その鋳型として使われたＤＮＡに、スパイクタンパクの遺伝子や細胞のがん化を促進する可能性のあるＳＶ40プロモーターの情報も含まれていたことから、「スパイクタンパクを出し続ける細胞ができる」「がんになるリスクが上がる」と指摘する研究者もいます。

そのようなことが本当に起こるのか、どれくらいのリスクがあるのかについては、研究者によって評価が分かれています。ただ、あまり入っていてほしくないＤＮＡが残留していたことは確かです。

また最新の研究によって、スパイクタンパクが細胞の核内にあるエストロゲン受容体と結合し、それによってがん細胞の増殖を促進することがわかりました（The SARS-CoV-2 spike protein binds and modulates estrogen receptors. DOI: 10.1101/2022.05.21.492920）。

エストロゲン受容体は乳がん、子宮がん、卵巣がんのほか、白血病の細胞にも多く発現しています。そして、実際に日本国内で、これらのがんが２０２０年に比べて、２０２１年、２０２２年と増加していると指摘されています（小島勢二「コロナワクチンの接種により、日本のがん死亡は増加したか?」アゴラ　２０２３年6

月8日）

このように、mRNAワクチンにはさまざまなリスクが指摘されています。そしてその技術を用いたコロナワクチンで、歴史上類を見ない未曾有の健康被害が起こっているのです。

次世代型mRNAワクチン

ところが、それらの問題を解決しないどころか不問に付したまま、政府も製薬会社もmRNAワクチンの開発競争に突き進んでいます。しかも、「次世代型mRNAワクチン」の開発までもが推し進められています。

この次世代型のワクチンは「レプリコン（自己増殖型）ワクチン」と呼ばれています。「レプリコン」とは、「レプリカ」（複製・コピー）からきた言葉だそうです。

このレプリコンワクチンは、投与された人の体内でmRNAが自らコピーをつくり増幅するワクチンで、従来の10～100分の1の投与量で済むことから、副反応の軽減が期待できるとされています。また、中和抗体（ウイルスのタンパク質に結合して感染を防ぐ抗体）の量もおよそ1年間維持されたという動物実験の結果が出ています。

ただ、その安全性と有効性は十分にわかっていません。いくら少量の投与で済み、10日前後で遺伝情報はなくなるといっても、体内でｍＲＮＡが増幅するわけですから、これまでのｍＲＮＡワクチンと同様かそれ以上の副反応や、健康被害が出ないともかぎりません。

体内で増幅したｍＲＮＡがウイルスと同じように細胞の膜をまとい、「エクソーム」と呼ばれる粒子となって細胞の外に飛び出し、他人に「感染」させてしまうのではないかと指摘する研究者もいます。つまり、ワクチンを接種していない人も、それに感染すると接種したのと同然の状態になってしまうということです。

本当にそういうことが起こるのかどうかはまだわかりません。ですが、ワクチンを使ってほしい研究者・開発者や製薬メーカーは、ワクチンのいいところばかりを強調し、害を小さく見せかけようとします。レプリコンワクチンもマスコミを通じて、そのような宣伝がされるでしょう。

しかし、後述しますが、新しい医療技術は実際に多くの人に使われてみないと真の安全性や有効性はわからないのです。そのことは、今回のコロナワクチンで起こったことを見れば明らかではないでしょうか。

ですからレプリコンワクチンについても、都合のいい情報だけを鵜呑みにせず、慎重に慎重を重ねて、安易に飛びつかないことが肝心です。

さまざまなウイルスのｍＲＮＡワクチンが開発中

そして、新型コロナやインフルエンザだけでなく、実はさまざまなウイルスについて、ｍＲＮＡワクチンの開発が進んでいます。

国立医薬品食品衛生研究所遺伝子医薬部が、「感染症予防用ｍＲＮＡワクチンの臨床開発状況」（２０２３年11月6日更新）という資料を公開しています。そこに、現在開発中のｍＲＮＡワクチンのリストが掲載されています。

それに基づいて、どんなウイルスや感染症に対するｍＲＮＡワクチンが開発中なのか、そのウイルスや感染症にどんな特徴があるのかをまとめてみました（なお、ウイルスの特徴を記述するにあたって、厚生労働省、国立感染症研究所、MSDマニュアル、その他研究機関・医療機関のサイトを参考にしました）。

1. 新型コロナウイルス（SARS−CoV−2）

これまで、武漢型およびオミクロンBA・1、BA・2、BA・4／5、XBBなどの変異体に対するワクチンが出てきましたが、新しい変異体やタンパクに対応したコロナワクチンも開発中です。アルファ、ベータ、ガンマ変異体をターゲットにしたもの、あるいはスパイクタンパクのRBDドメインなどをターゲットにしたレプリコンワクチンなどが臨床試験に乗っています。

2. サイトメガロウイルス

このウイルスは、至るところにいるヘルペスウイルスの一種で、多くの人では何の症状も起こしません。しかし、発熱や疲労感が出る場合があり、とくに免疫が低下した人や出生前に感染した乳児に重篤な症状が起こることがあります。したがってこのワクチンは、基礎疾患のある人や妊婦、乳幼児などが主な接種対象とされる可能性が高いと言えます。

3. 呼吸器合胞体ウイルス（RSV）

よく「RSウイルス」と略称される感染症で、生後1歳までに半数以上が、2歳までにほぼ全員が感染して何度も発症するのが特徴です。主な症状は発熱、鼻水、咳などで、多くは軽症で済みますが、まれに気管支炎、肺炎などを起こし重症化します。したがってワクチンは乳幼児が主な対象となるでしょう。また今年9月には、60歳以上の成人を対象にしたRSVワクチンが承認されており、これがmRNAワクチンに置き換えられていく可能性があります。

4. インフルエンザウイルス

インフルエンザウイルスのＨＡタンパク（感染しようとする細胞に結合し、侵入する際に必要なタンパク）やＮＡタンパク（複製されたウイルスを細胞から放出をする際に必要なタンパク）をターゲットにしたワクチンが開発中で、新型コロナとの混合ワクチンも開発が進められています。

5. ヒトメタニューモウイルス／パラインフルエンザウイルス

ヒトメタニューモウイルスは、気管支炎や肺炎などの呼吸器感染症を引き起こすウイルスの一種。小児の呼吸器感染症の5～10％、大人の呼吸器感染症の2～4％は、これが原因と考えられています。

パラインフルエンザウイルス（ＰＩＶ）は風邪、気管支炎、肺炎、クループ（喉の奥が腫れてオットセイの鳴き声のような咳が出る）などの症状を起こします。保育園や高齢者施設などで集団感染を引き起こすことがありますが、多くは軽症で終わります。しかし、乳幼児や高齢者では重症化することもあります。

6. ジカ熱／ジカウイルス

ジカウイルスは蚊に媒介される感染症で、主に中南米、オセアニア太平洋諸国、アフリカ、アジア（タイ、フィリピン、ベトナム）などで流行しています。主な症状は軽度の発熱、発疹、結膜炎、筋肉痛、関節痛、倦怠感、頭痛など。多くは軽症で終わり、症状がないために感染に気づかないで終わることもあります。ジカワクチンが開発されれば、流行地域に渡航する際にこのワクチンの接種が推奨、または義務化されるかもしれません。

7. 狂犬病ウイルス

犬などの哺乳動物にかまれて感染する狂犬病は、発症するとほぼ100％死亡する危険な感染症です。日本では飼い犬に対する狂犬病ワクチンの接種が義務づけられており、1957年以降の発生は報告されていません。しかし、世界ではアジアを中心に現在も流行しており、毎年5万人以上が死亡しています。狂犬病のmRNAワクチンが承認されれば、今後、海外の流行地域に渡航する際に、接種が義務化されるかもしれません。

8. 伝染性単核球症／エプスタイン・バーウイルス（EBV）

伝染性単核球症は、大半がエプスタイン・バーウイルス（EBV＝ヒトヘルペスウイルス4型）により引き起こされる感染症です。主に唾液を通じて感染するのでKissing Disease（キス病）と俗称されています。疲労、発熱、咽頭炎、リンパ節腫脹などの症状が出て、多くは2〜3週間で軽快しますが、数週間から数カ月間、疲れやすさが続くことがあります。きわめてまれですが、脾破裂、脳炎などの重症合併症が起こります。好発年齢は20〜30代なので、mRNAワクチンが開発されると小児の接種が推奨される可能性があります。

9. エイズ（後発性免疫不全症候群）／ヒト免疫不全ウイルス（HIV）

いくつもの製薬企業がＨＩＶ（エイズウイルス）のワクチン開発に挑み、断念してきた歴史があります。今年1月にも、米国のジョンソン・エンド・ジョンソンが開発中のＨＩＶワクチンに予防効果が見られず、後期臨床試験を打ち切ったというニュースがありました。現在、モデルナ社と米国国立アレルギー感染症研究所が、ｍＲＮＡワクチンによる開発を始めていますが、実用化に至る可能性があるかどうかは不明です。

10. ニパウイルス

過去にマレーシアで初めて発生し、バングラディシュ～インド北東部で感染が報告されています。オオコウモリから感染したブタが、ヒトへの感染源になったとされていますが、ヒト－ヒト感染の事例も近年では確認されています。発熱、頭痛、関節痛などインフルエンザのような症状から始まりますが、見当識障害、痙攣、昏睡などの症状をきたし、死亡率は約4割とされています。

11. マラリア原虫

メスのハマダラ蚊に刺されることによって感染。蚊に刺されてから10〜15日で発熱、頭痛、悪寒などの症状が現れます。初期症状は軽いですが、熱帯熱マラリアは24時間以内に治療しないと重症化して、しばしば死亡します。世界のマラリアによる推定死亡者は年間約62万人（２０２１年）で、その95％以上をアフリカが占めます。現在、日本からアフリカへの渡航の際に必要なワクチンのリストに、マラリアはラインナップされておらず、抗マラリア薬の予防内服が推奨されています。ｍＲＮＡワクチンが開発されれば、接種が必須とされる可能性があります。

12. 単純ヘルペスウイルス（ＨＳＶ）

非常に感染力の強いウイルスで、皮膚、口、唇、眼、性器に痛みのある小さな水疱が繰り返し発生します。すでに感染した人は免疫を持っているため無症状か軽症ですが、心身のストレスで免疫が落ちたときに再発しやすいとされています。mRNAワクチンが開発されれば、このウイルスに感染する前の乳幼児が接種の主な対象となるでしょう。

13. 水痘帯状疱疹ウイルス（VZV）

子どもの頃に感染した水ぼうそうのウイルスが神経節に潜んでおり、加齢や心身のストレス等で免疫が低下した際に帯状疱疹が発症します。神経に沿って帯状に発疹ができ、ピリピリ、チクチク、ズキズキした痛みが出ます。抗ウイルス薬による治療が遅れると、痛みが長期間残る場合があります。コロナワクチンでは接種後に帯状疱疹のリスクが上がるという研究結果があり、接種開始後に帯状疱疹の患者が増えたと証言する臨床医も多くいます。これが承認されれば、mRNAワクチンによる帯状疱疹のリスクをmRNAワクチンで予防するという、皮肉なことになるかもしれません。

14. 各種がんワクチン

メラノーマ（悪性黒色腫）、大腸がん、非小細胞肺がん、すい臓がん、転移性固形がん、前立腺がん、ＨＰＶ16陽性頭頸部がん、乳がん（トリプルネガティブ）、卵巣がん、神経膠芽腫、リンパ腫等のがん抗原や、がんに特異的なタンパク、サイトカイン等をターゲットとした「がんワクチン」の開発がスタートしています。

これまで、がんワクチン療法は目覚ましい成果を上げることができず、一部に自由診療で実施している医療機関があります。有効性のエビデンスが乏しいのに高額な治療費を取っていると批判されていますが、ｍＲＮＡのがんワクチンも成果を上げることができなければ同様の道をたどる可能性があります。

15. その他

心血管疾患、自己免疫疾患、糖尿病などに対する予防として、mRNAワクチンの開発が進められています。

これらのうち、各種コロナワクチン、サイトメガロウイルスワクチン、インフルエンザワクチン、メラノーマに対するがんワクチンが、国から薬事承認を得るための治験の最終段階である第Ⅲ相試験まで進んでいます。

各国政府や製薬メーカーなどの思惑が隠されている可能性

これらのラインナップを眺めてまず感じるのは、サイトメガロウイルス、呼吸器合胞体ウイルス（RSV）、ヒトメタニューモウイルス／パラインフルエンザウイルス、単純ヘルペスウイルスなど、重症化することがまれなウイルスに対するmRNAワクチン開発が進んでいることです。

これらのウイルスを取り上げて「障害が残ったり死亡したりする子どもがいる」と恐怖を煽り、ワクチンを打たせようとするキャンペーンが今後行われる可能性があります。とくに小さな子どもがいる保護者や高齢者は、煽りに乗せられて動揺しないようにするべきでしょう。

また、このなかでバイオテロに使われる可能性があるのが、狂犬病ウイルスとニパウイルスです。厚生労働省などの関係サイトでも、これらはバイオテロに使われる可能性のあるウイルスのリストに含まれています。

なぜこうしたウイルスのワクチン開発が進んでいるのか、そしてなぜｍＲＮＡワクチンでなくてはならないのか。

そこには各国政府や製薬メーカーなどの思惑が隠されている可能性があります。それを知らないと、コロナワクチンのときと同様に恐怖に煽られ、慌ててワクチンを打ち、健康被害を拡大させてしまうかもしれません。

そうならないためには、現在、ウイルスやワクチンをめぐって、世界で何が起こっているのかを理解する必要があります。次の章で、その問題について考察してみたいと思います。

第六章　新型コロナ「人工ウイルス説」とパンデミック条約

なぜコロナワクチンは今も開発されているのか

ｍＲＮＡワクチンの開発ラッシュが続いていることは、前章で書いたとおりです。新型コロナウイルス、インフルエンザウイルス、サイトメガロウイルス、ＲＳウイルス、ＥＢウイルス、単純ヘルペスウイルスといった、国内でも多くの人がかかる感染症だけではありません。

ジカ熱、マラリアなど、アフリカ、東南アジアなどで流行しているウイルスや、狂犬病ウイルス、ニパウイルスといったバイオテロで使われる危険性のあるウイルスまで含まれていました。なぜ、あまり一般的には需要がなさそうなウイルスまで、ｍＲＮＡワクチン開発の対象となっているのか、私たちはその動向を注視する必要があります。

そのなかで、「おや?」と思うことはなかったでしょうか。それは今でも新規のコロナワクチンの開発が進んでいることです。

これまでにつくられてきた原初の武漢型や、オミクロン系統（ＢＡ・１、ＢＡ・２、ＢＡ・４／５、ＸＢＢ）だけではありません。アルファ、ベータ、デルタ変異体に対応したコロナワクチンの開発も進んでいます。

これらの変異体はすべて流行の波がとっくに過ぎ去ったものです。それに日本だけでなく、世界各国でコロナワクチンの接種率は大幅に下がっています。新型コロナのパンデミック自体が世界ではもはや過去のことであり、日常的に思い出すこともないウイルスになったと言えるでしょう。

それなのに、なぜか相変わらずコロナワクチンの開発が進められているのです。これはどういうことなのでしょうか。過去に流行した変異体に対するワクチンをターゲットにしているのは、単にウイルスの進化にワクチン開発が追いついていないだけなのでしょうか。

こうした状況のなかで、私たちが知っておくべき事実があります。それは「新型コロナウイルス」なるものが、実は「人工ウイルス」であったかもしれないということです。

こう書くと、「鳥集もとうとうトンデモな陰謀論に染まったか」と嗤う人が出てくるかもしれません。しかし、陰謀論でもトンデモでもありません。現実として「陰謀が企てられた」かもしれないのです。

「人工ウイルス」の可能性を示唆する論文

２０２３年8月に衝撃的な研究結果が公表されました。京都大学医生物学研究所准教授でウイルス学者の宮沢孝幸さんらが、新型コロナウイルスが人工ウイルスである可能性を示唆する論文（査読前のプレプリント）を公表したのです（Atsushi Tanaka,Takayuki Miyazawa;Unnatural evolutionary processes of SARS-CoV-2 variants and possibility of deliberate natural selection. DOI: 10.5281/zenodo.8248320）。

日本語に翻訳すると「新型コロナウイルス（ＳＡＲＳ－ＣｏＶ－２）変異体の不自然な進化プロセスと意図的自然選択の可能性」というタイトルの論文になります。

宮沢さんらはどうして、新型コロナウイルスが人工の可能性があると考えたのでしょうか。生物学の専門的な知識がなければ理解するのは難しいですが、宮沢さんが一般の人たちにも押さえておいてほしいと言っているのは次の2点です（宮沢孝幸「私が仙台駅駅前で訴えた『オミクロンは人工ウイルスだ！』」WiLL2023年12月号より）。

①オミクロン変異体は自然現象では起こり得ない変異を遂げている
②オミクロン変異体のスパイクタンパクには誰かが実験した形跡が残っている

ウイルスは基本的にゲノム（遺伝情報）を担う核酸（DNAもしくはRNA）と、それを包み込むタンパクの殻や脂質膜からできています。新型コロナウイルスの核酸はRNAで、それを包み込む脂質膜に突起（スパイクタンパク）があるのが特徴です。

RNAはA（アデニン）、G（グアニン）、C（シトシン）、U（ウラシル）という4つの塩基からできています（DNAの場合はUではなくT＝チミンが用いられています）。

その4つの塩基のうち3つの並びの組み合わせによって、つくられるアミノ酸が決まります。たとえば、CUUであればロイシン、AUCであればイソロイシン、GAUであればアスパラギン酸というアミノ酸がつくられます。

このアミノ酸をコードする3つの塩基の組み合わせを「コドン」と呼びます。アミノ酸には20種類あるのですが、ウイルスからヒトまですべての生物は、このゲノムに書き込まれたコドンに従ってアミノ酸をつくり、それを順番どおりに並べていくことで、さまざまなタンパクを生み出しています。

それを、細菌からヒトまでの生物は自分の細胞の中で行っていますが、ウイルスの場合は、感染した宿主の細胞を借りてそのプロセスを行っています。つまり、宿主に感染しなくては自分を増やすことができない。それがウイルスの最大の特徴です。

このようにRNAやDNAの遺伝情報によって、どんなタンパクがどれだけつくられるかが決められているのですが、ウイルスは（種類によってスピードに違いはあるものの）、時間が経つにつれて変異していきます。

自然界ではあり得ない極端な変異の偏り

その変異は、ウイルスが増殖する際などに起こるゲノム（遺伝情報）の塩基配列のコピーミスによって起こるのですが、その変異の仕方には2種類あります。アミノ酸が変わらない「同義置換」（S置換）と、アミノ酸が変わる「非同義置換」（N置換）です。

なぜ、そのようなことが起こるかというと、一つのアミノ酸をコードするコドンが複数あるからです。たとえばロイシンには、UUA、UUG、CUU、CUC、CUA、CUGという6つのコドンがあります。また、イソロイシンには、AUU、AUC、AUAという3つのコドンがあります。

CUUでコードされたロイシンであれば、最後の3つ目がC、A、Gのどれかに変わっても、つくられるアミノ酸はロイシンのまま変わりません。これが「同義置換」です。

一方、1つ目、あるいは2つ目の塩基が変わると、つくられるアミノ酸が変わってしまいます。たとえばCUUの1番目がGに置き換わると、ロイシンからバリン

（GUU）に変わります。また、2番目がAに置き換わると、ロイシンからヒスチジン（CAU）に変わります。これが「非同義置換」です。

このようにコドンの1つ目、2つ目の塩基が変わると、違うアミノ酸になることが多いのですが、3つ目の塩基が変わってもつくられるアミノ酸は変わらないことが多いのです。そのため、自然に変異する場合には、同義置換あるいは非同義置換のどちらかに大幅に偏ることはありません。

ところが宮沢さんらが調べたところ、オミクロン変異体はことごとく自然には考えられないほど非同義置換の割合が高かったのです。

ウイルスが免疫を回避するように強く非同義置換が選択される（アミノ酸の組成が変わる）こともあり得ますが、それでもウイルス研究者である宮沢さんが見たこともないほどに極端に非同義置換に偏っていました。

「実験をしたように見える」

もう一つ、不自然なことがありました。通常、自然変異では変異箇所を保持したまま次の変異が起こります。ところが、オミクロン変異体（BA・1やBA・2）を詳細に調べると、一度起こった変異が次の変異で1カ所だけ元に戻る「復帰変異」という現象が多数見つかったのです。

これらオミクロン変異体の配列のバリエーションを見て、宮沢さんらは「個々のアミノ酸の変異がウイルスにどのような性質をもたらすのかを詳細に調べるために、システマティックにオミクロン変異体の配列を一箇所ずつ武漢型に戻した実験をしたように見える」と主張しています。

オミクロン変異体だけでなく、アルファからデルタの変異体についてもスパイクタンパクには同義置換はほとんど見られませんでした。そもそも、最初に中国から拡大した武漢型についても、米国では武漢の研究所から流出した人工ウイルスではないかという説が根強く主張されています。近縁のコロナウイルスにはない配列が都合のいい場所に挿入されていたり、最初の武漢型からヒトの細胞によく感染するように最適化されていたからです。

このような事実を総合的に考えると、新型コロナウイルスは武漢型からオミクロン、そして今後流行するだろう変異体まで——出現してから自然変異したものを除き——ことごとく人工ウイルスである可能性を否定できないのです。

もちろん、この考えが根底から間違っていることもあり得ます。そこで宮沢さんらは、2023年9月26〜28日に仙台で開催された日本ウイルス学会学術集会に合わせて、仙台駅前の貸会議室でこの論文の内容について説明して議論するミニシンポジウムを開催しました。

また、学会でも報告してウイルス研究者などによる反論を待ちました。しかし、今のところ（2023年11月末現在）表立っての有力な反論はないということです。「ウイルス研究者や分子生物学の知識のある人であれば、論文を読めば自分たちの言っていることは理解できるはずだ」と宮沢さんは話しています。

それでも反論や反応がないということは、宮沢さんらの主張を研究者たちは認めざるを得ないということではないでしょうか。あるいは、「人工ウイルス説に触れると、研究者としての生命が危ぶまれる」と怯《おび》えて、沈黙を守らざるを得ないというのが、本当のところなのかもしれません。

実際、宮沢さんは不可解なことに、本人の意思に反して2024年5月中に京都大学を退職することになってしまいました。

ウイルスを人工的につくることは可能

いずれにせよ、知らない人は「人工ウイルス」と聞くと、架空の話であるかのように思うかもしれません。

しかし、ゲノム編集の技術は、今や特殊なものでもなんでもありません。ウイルスについても、遺伝子の一部を改変して感染力や毒性がどのように変わるかを調べる「機能獲得実験」が、すでに世界中で行われています。

それにDNAやRNAを人工合成して、ウイルスを一から人工的につくる技術もすでに開発されています。現に国内でも2021年4月、大阪大学と北海道大学が、これまで数カ月かかった新型コロナウイルスの人工合成を、およそ2週間で可能にする技術を開発したと公表しています。

その方法はこうです。まず、新型コロナウイルスの遺伝子の断片をPCR法で増幅します。それをまたPCR法を使ってつなぎ合わせることで、ウイルスのゲノムのすべてがコードされた環状のDNAを作成します。

そうしてできた環状のDNAを培養細胞に導入します。すると培養細胞の中でDNAからRNAにゲノムが転写され、それによって自然に感染したときと同じようにウイルスができるという仕組みです。

この開発に関わった北大の研究者は、「私たちの研究室ではそのオミクロン株XBBも人工的につくり、いち早く解析を開始することができました」と語っています。

そして、ワクチンや治療薬の開発や変異ウイルスの特徴を迅速に調べることができるようになることが、この人工ウイルス作成の意義だとしています（北海道大学リサーチタイムズ「【分野横断で描く未来＃7】簡便・迅速なウイルス人工合成技術で迎え撃つ未来のウイルス感染症　医学研究院　教授　福原崇介」２０２３年5月30日）。

機能獲得実験や人工ウイルスの合成を肯定的にとらえれば、北大の研究者の言うとおりなのかもしれません。しかし、このような実験や合成の技術を持っている人たちすべてが、「悪意のない人たち」だとはかぎりません。

新型コロナウイルスも、もしかすると「悪意」を持ってつくられて、バラまかれた人工ウイルスかもしれないのです。

ワクチンバブル

だとしたら、なぜそのようなことをしたのでしょうか。残念ながら真相はわかりませんが、一つ有力な説として考えられるのが、人工ウイルスが製薬会社の「儲けの手段」として使われた可能性です。

2019年の年末に、中国の武漢で突如として謎の感染症が出現。多くの人が病に倒れ、病院に殺到する様子が報道されて、世界中の人々が新型コロナウイルスの感染に怯えました。そして、政府、感染症の専門家、マスコミ等々も、危機を煽り続けました。

その結果、感染対策のために普通の暮らしが奪われ、経済的に追い詰められてしまう人も出ました。パンデミックの出口が見えずうんざりしているなか、新型コロナの出現からたった1年あまりで登場したのが、「発症予防効果95％」の触れ込みで登場したコロナワクチンでした。

「早くコロナを収束させて、以前の暮らしに戻りたい」――。その解決策として登場したワクチンを人々は歓迎し、日本では国民のおよそ8割にあたる1億人が2回以上接種しました。それによって大儲けしたのが、ファイザー社やモデルナ社などワクチンメーカーです。

もし人工ウイルスやパンデミックがこれら製薬会社の「自作自演」だったとしたら、どうでしょうか。とてもうまくできたシナリオと言えるのではないでしょうか。しかも次々に変異体が登場することで、パンデミックが長期間続きました。その結果、日本では最多で7回も接種させることに「成功」したのです。

それに、この「ワクチンバブル」を続けたいと思うなら、また新たな変異体をバラまいて、パンデミックを続ければいいわけです。もう終わったと思われたアルファ株やデルタ株を、再び流行らせてもいいでしょう。

そう仮定すれば、いまだに多くの製薬会社がコロナワクチンの開発に取り組んでいる訳も納得がいきます。人工ウイルスを前提としているかどうかまではわかりませんが、「まだ新型コロナは終わらない」と考えているからこそ、新型コロナとインフルエンザとの混合ワクチンや、レプリコンワクチンなどの開発に取り組んでいるのです。

人工ウイルスを前提としていなかったとしても、コロナワクチンの開発に取り組んでいる製薬会社が、新型コロナの流行を終わらせたくないと望んでいるのは間違いありません。もし新型コロナが完全に収束し、人々がワクチンを打たなくなれば、数百億円もかかるといわれている新規医薬品の開発に賭けた投資がパーになるからです。

ワクチンは金のなる木

他のウイルスに関しても同じことが言えます。たとえば、サイトメガロウイルスやRSウイルスのmRNAワクチンを開発中であることは前章で書いたとおりですが、これらの感染症は一部に重症化する人がいても、多くは軽症で治ってしまいます。

しかし、機能獲得実験や人工合成によって、感染力の強いウイルスや強毒化したウイルスがつくられないともかぎりません。そして、もしそのようなウイルスが出現したら、多くの人が我が子にワクチンを打たせるでしょう。また、高齢者の多くもワクチンを望むと思います。

あるいは、わざわざ人工ウイルスをつくらなくても、新型コロナと同じように一部に重症化する人がいて、障害が残ったり死亡したりする人がいることを強調する「疾患啓発」キャンペーンが展開される可能性もあります。

さらには、予防接種法に基づいて定期接種となり、乳幼児の接種スケジュールに組み込まれることも考えられます。そうなれば、それ以降に生まれてくるほとんどすべての乳幼児が、これらのワクチンを接種することになります。つまり、毎年、そのワクチンによって確実な売り上げを見込むことができるようになるのです。

製薬会社にとって、ワクチンはこれほどうま味のある商品なのです。その利権に乗り遅れないために、多くの企業が開発期間が短くて済み、国が補助金まで出してくれるｍＲＮＡワクチンの開発に乗り出しているのが実態なのだと思います。

権力者と公衆衛生

人工ウイルス説が正しいとしたら、それを利用している可能性があるのは製薬会社だけではありません。いずれかの国の政府、あるいはグローバルな権力組織が、ある目的をもって人工ウイルスをバラまいている可能性もあります。

権力者たちは常に、いかに民衆を効率よく支配するかを考えているはずです。その手段として、ウイルスに対する恐怖や不安に駆られる人々の心理を利用することは十分に考えられます。

現に新型コロナのパンデミックが起こってから、各国政府はロックダウンやマスク着用の義務化、ワクチンパスポートなど、人権を制限する強権的な政策を次々と人々に受け入れさせました。

中国のような一党独裁国家だけではありません。世界に先駆けてワクチン接種を始めたイスラエルや、フランス、イタリアなど欧米諸国でも、ワクチンの接種記録やコロナの陰性結果を記録した「グリーンパス」が導入され、レストラン、映画館、ジムなどを利用する際や、長距離移動などの際に提示することが義務づけられました。

それにより自由主義諸国では、ロックダウンや強制的なワクチン接種に対する抵抗運動も起こりました。しかし、ウイルスを恐れた多くの人たちが、そうした人権制限を、むしろ率先して受け入れていきました。「公衆衛生」や「感染対策」という名目があれば、人々が人権制限を受け入れるハードルが一気に下がるのです。

その裏に、人為的にパンデミックを引き起こすことで民衆の監視と管理を強化して、新たな統治システムの導入を推し進める目的があったとしても、なんら不思議ではありません。コロナのパンデミックはその〝予行演習〟かもしれないのです。

WHOが国家主権を超越する統治機関に!?

こんなことを書くと、また「陰謀論」と嗤われるかもしれません。しかし、冗談では済ませられないような情報もSNS上では飛び交っています。

実は2024年5月に、WHO（世界保健機関）がパンデミック条約と改定国際保健規則（IHR）の妥結を目指しています。

大手メディアは詳しく内容を報じていませんが、それらを警戒している人たちから聞こえてくることがもし本当だったとしたら、自由や人権の尊重を求め、ワクチンの強要に反対してきた人たちにとって、由々しき事態になるかもしれません。

なぜなら、パンデミック条約が批准され改定IHRが施行されると、WHOは勧告を行うだけの諮問機関から、法的拘束力を持つ、国家主権を超えた統治機関に変貌してしまうといわれているからです。

そして、健康診断、予防薬の証明、ワクチンの証明、接触者追跡、検疫、治療を義務づける「グローバルヘルス証明システム」が導入され、WHOが誤報や偽情報とみなすものを検閲する能力も大幅に拡大されるというのです（全国有志医師の会メルマガ「WHOのIHR国際保健規則（2005年版）の改訂案とパンデミック条約【1】」2022年10月27日）。

これが本当であれば、ＷＨＯがワクチン接種を義務化した場合には、もう拒むことができなくなるかもしれません。ワクチンを打たなければ、移動の自由が奪われて、会いたい人に会えなくなるだけでなく、仕事を失い、買い物すら行けなくなるかもしれないのです。

また、ＷＨＯが「正しい」と決めた内容以外は、ＳＮＳに投稿することができなくなるでしょう。それどころか、「誤情報」と認定される情報を流してしまったら、刑事責任を問われてしまうかもしれません。

YouTubeでは今でもすでに、ＷＨＯや各国の保健当局に反する医療情報、とくにワクチンに不都合な内容を発信するコンテンツを違反とするポリシーが策定され、動画の削除が実行されています。

それ自体、日本国憲法第21条に保障された「表現の自由」や「検閲の禁止」の精神に反する行為であると私は思いますが、そうした言論封殺が今度は法的根拠をもって行われるようになるかもしれないのです。

そのような、これまでの常識では考えられない強権的な政策が、世界規模で実行されようとしているというのです。

「ワクチン強制」はあり得るのか？

もちろん、ここまで極端なことにはならない可能性もあります。独自にファクトチェックの活動を行っている楊井人文《やないひとふみ》弁護士が、現在議論や改定が進められているパンデミック条約の最新版（2023年10月30日公表）と、国際保健規則の事務局案（2023年6月2日公表）を詳細に検討したところ、現在、SNSで流布されている情報は正確ではないと指摘しています（楊井人文「パンデミック条約でワクチン強制は本当？それより警戒すべき条文とその理由」the Letter【楊井人文のニュースの読み方】2023年11月3日）。

まず、「ワクチン強制」の懸念についてですが、パンデミック条約ではワクチン被害の無過失補償制度の設立を締約国に求める規定や、ワクチンなど医療資源への公平なアクセスへの配慮を求める条文はあるものの、「いまのところ、新条約やIHR改定が、締約国に義務付けや強制を勧めることを可能にするような規定は見当たりませんでした」と結論づけています。

次に「主権の剥奪」の疑念についてです。改定されるIHRの条文案の中に「主権の尊重」に言及したものがあり、パンデミック条約にも「国家主権の確認規定」が設けられています。さらに、条約の前文には「公衆衛生問題への対処における締約国の主権の原則を再確認する」という文言もあり、楊井弁護士は「もともと『パンデミック条約によって主権が奪われる』という言説は欧米などで広がり（中略）、『前文』に主権の確認が加えられたのは、そうした疑念を払拭することも念頭にあったのかもしれません」としています。

3つ目、「人権制限」の疑念についてです。改定前のIHR（2005年版・現在発効）には「本規則の実施は、人間の尊厳、人権及び基本的自由を完全に尊重して行なわなければならない」（第3条1項）と明記されていました。ところが議論されている改定案ではこれが書き換えられ、「基本的人権の尊重」に言及した規定が見当たらなくなっていました。ただし、パンデミック条約には「人権尊重」規定が設けられていると楊井弁護士は指摘しています。

このように、パンデミック条約と改定されるＩＨＲの内容を検討するかぎり、ＷＨＯが各国の主権を奪い、人権を強権的に制限して、ワクチン接種を強制するようなことにはならないだろうと楊井弁護士は指摘しています。

とはいえ、楽観視しているわけでもありません。「各国において実際の施策を行う際に人権尊重原則が軽視されることは、コロナ禍を通じて明らかになった現実であり、今後も十分警戒する必要があるでしょう」と楊井弁護士は書いています。

私も、これらの疑念点が条文に明記されていないからといって、気を緩めてはならないと考えています。グローバルな権力が「公衆衛生」や「感染対策」の名の下に、民衆を監視・管理するため強権的な政策を各国政府に求め、その目的でパンデミック条約やＩＨＲを利用することは十分あり得ると思うからです。

パンデミック条約第18条――「誤情報又は偽情報と闘う」

そして、これら以上に楊井弁護士が警戒すべきと指摘しているのが、パンデミック条約の第18条です。そこには次のように書かれています。

第18条（コミュニケーションと市民意識）

1．締約国は、科学、公衆衛生及びパンデミックに関する国民のリテラシーを強化するとともに、パンデミック及びその影響並びに推進要因に関する情報へのアクセスを強化し、本条第16項にいう効果的な国際協力及び協力を通じてを含め、虚偽の、誤解を招く、誤情報又は偽情報と闘う。

ＩＨＲ改定案の第7条にも、世界レベルでＷＨＯが強化する項目として「誤情報や偽情報に対抗する」という文言が入っています。ＷＨＯが医学情報の検閲を強化しようとしていることは、どうやら本当のようなのです。

楊井弁護士が指摘するように、私も、「誤情報や偽情報に対抗する」という流れには強く警戒をするべきだと思います。なぜなら、このような条文を許してしまうと、言論によってＷＨＯを批判・監視することが困難になってしまうかもしれないからです。

たしかに、パンデミック時における誤情報や偽情報は社会的な混乱を招き、人々の健康を脅かすおそれがあります。たとえば、「この薬が効く」という情報に飛びついた結果、それが実際には有害であり、多くの人が被害を受けるということもあり得るでしょう。

また、WHOや厚生労働省などの対策に対して、事実無根の陰謀論が流された結果、保健当局に対しての不信を招くことになり、公衆衛生や社会対策の成果を不十分なものにしてしまう危険性もあります。

今回のパンデミックでは、こうした問題のある事態を表すのに、「情報（インフォメーション）」と「パンデミック」を合わせた「インフォデミック」という言葉も生まれました。パンデミック条約の条文にも、インフォデミックという言葉が使われています。このような無益なインフォデミックは、防ぐべきなのかもしれません。

しかし、「これは誤情報・偽情報だ」と誰が判定するのでしょうか。前述したYouTubeでは、「公認報告者プログラム」という制度が設けられ、コロナワクチンを推進する医師の団体が認定されていました。そして、「コロナワクチンが薬害を起こしている」「死者を増やしているのではないか」などと言うだけで、その動画がバン（削除）される事態が実際に起こっています（その詳細については、闇のダディさん、藤江成光さんと筆者との共著『世界を欺いたコロナワクチン』〈宝島社新書〉で詳述しています）。

パンデミック条約や改定IHRが成立・批准されてしまうと、WHOや政府・厚労省にとって不都合な情報はすべて「誤情報・偽情報」とされ、WHOや政府・厚労省が「正しい」と認定した情報以外はマスコミに流れず、SNS等で主張することすらできなくなるかもしれないのです。

WHOの運営を支える「ワクチン推進団体」

しかし、繰り返し言いますが、薬害裁判で製薬会社や有力医師らとともに被告席に座ってきたのは国・厚労省です。今回のコロナ禍では、WHOもコロナワクチン推進の旗を振りました。その薬害の責任を逃れることはできません。

大きな問題は今のＷＨＯが、その運営資金の多くを民間組織に依存していることです。２０１８~２０１９年の拠出額１位は米国（15・9％）でしたが、２位が「ビル＆メリンダ・ゲイツ財団」（9・4％）で、３位英国（7・7％）に次ぐ４位が「ＧＡＶＩワクチンアライアンス」（6・6％）でした（SW Iswissinfo.ch「大きすぎる？ビル・ゲイツのＷＨＯへの影響力」２０２１年5月18日）。

この２つの民間組織はいずれも強力なワクチン推進団体で、ＷＨＯと協力して小児定期接種ワクチンの接種率向上に取り組む事業などを行っています（ロイター「ＷＨＯ、ゲイツ財団などと小児ワクチン接種推進へ　コロナ禍で低下」２０２３年4月25日）。

もし、この事業で子どもたちにワクチンの健康被害が出たとしたら、ＷＨＯはそれを正直に公にして、関係者および事務局長以下責任者を処分し、大スポンサーであるゲイツ財団やＧＡＶＩとの関係も断ち切ることができるでしょうか。

逆に、「ワクチンで健康被害が起こっているのは誤情報・偽情報だ」として、健康被害の告発を封殺し、なかったことにしないでしょうか。我が国の政府・厚労省と同じように「メリットがデメリットを上回る」と言い張って、ワクチン接種の推奨や事実上の強要を続けるのではないでしょうか。

人工ウイルス説についても同様です。もし次のパンデミックで流行したウイルスに人工説が浮上したとして、WHOがそれを「自然由来」であると断定してしまえば、人工ウイルス説についてはそれ以上追及することも、言及することすらできなくなってしまいます。

それによって、人工ウイルスをバラまくという犯罪行為が隠蔽され、不問に付されてしまう危険性があるのです。そして、それを暴こうとする研究者やジャーナリストたちが逆に法的責任を問われ、拘束される事態にもなりかねません。

本来、自由主義国家では言論を自由に闘わせて、そのプロセスのなかで真実に近づこうとする営みこそが、あるべき姿であるはずです。

根拠のないデマを流布することや、誹謗中傷、名誉棄損は許されるべきではありませんし、それらにより命を絶ってしまう人もいるので、未然に防止すべきものであるのは当然のことですが、法的には司法手続きによって事後的に責任を負わせるというのが、言論の自由が保障された自由主義国のあり方です。

一方的な「正しさの押しつけ」を繰り返すのか

医学的な情報についても、「正しい」「間違い」という判定は、簡単にできるものではありません。

現在の医学が拠って立つEBM（Evidence Based Medicine＝科学的根拠に基づく医療）では、もっとも信頼性が高い臨床試験の方法とされる「ランダム化比較試験」で得られた複数の結果を統合し、それを解析したメタアナリシス／システマティックレビューが、最高峰のエビデンスとされています。

しかし、現在「正しい」とされているすべての診療行為が、そのような高いエビデンスを根拠にしているわけではありません。今のところもっとも安全で有効とされているエビデンスも、あとになって「間違いだった」とわかることや、他の診療行為のほうが優れていたことが判明することだってあります。

また、今のところもっとも信用できるとされるエビデンスに基づく「標準治療」

が、すべての人にとって優れているともかぎりません。年齢や体力、経済力、そして価値観などによっても、その人に合う治療法や支援の仕方は異なってきます。

それなのに、特定の立場にある誰かが決めた「正しさ」を押しつけてしまうと、それこそ人々の健康的な生活を損ない、その人が望む暮らしを奪うことになりかねません。それが、今回の新型コロナのパンデミックでも起こったことではないでしょうか。

感染症の専門家とされた人たちが立案した外出や営業の自粛、マスク着用、ワクチン接種などの対策が、果たして人々の健康寿命を延ばし、幸せにしたと言えるでしょうか。

家族と会いたいのに、それが叶わないまま施設で亡くなってしまった高齢者や患者がたくさんいました。法的義務でもなんでもないのに、マスクを着けていないというだけでお店や道端で怒鳴られたり、飛行機を強制的に降ろされたりする事件も起こりました。

そして、ワクチン接種が始まってから日本人の死者は増え、統計に表れるくらい平均寿命が短くなってしまいました。

本当はコロナワクチンなんて打ちたくなかったのに、仕事を続けるために接種せざるを得ず、その結果、健康被害を受けてしまった人たちもいます。

このようなことを二度と起こさないためにも、一方的な「正しさ」を押しつけるような社会であってはならないはずなのです。

ワクチンを「打たない権利」を尊重する社会に

そのためにも、医療的介入を受けるかどうかを自分で決める権利、すなわち医療における「自己決定権」が、徹底的に尊重される社会をつくっていくべきです。

そもそも、ワクチンにかぎらずどんな薬剤も、自分の体の中に入れるかどうかは、その人自身や保護者の判断で決めるべきことです。それを他者が強要する権利は——少なくとも基本的人権が憲法で保障されている我が国においては——誰にもありません。

にもかかわらず、医療者をはじめ日本社会全体がその意識に欠けていることに、私は愕然としました。たとえ公衆衛生上必要性の高いことであり、十分に安全で有効であったとしても、ワクチンを「打たない権利」は徹底的に守られなくてはなりません。ワクチンを打つかどうかは、あくまで個々人で判断すべきであり、公衆衛生上多くの人が打つ必要があると思うなら、メリットだけでなく、あり得るリスクについても正直に示しながら、粘り強く説得するべきです。

それでもなお、「打たない選択」をした人を、誰も責めるべきではありません。そのことを、あらためて世論として喚起して、政府、専門家、医学界、マスメディア等々に認めさせるべきだと私は思います。

そうすれば、再びパンデミックが起こり、ワクチン接種を強要されるような世の中になっても、「あなたたちも、打たない権利を守ると言っていたはずだ」と反論できます。ささやかな抵抗にしかならないかもしれませんが、これを諦めてしまったら、私たちはいとも簡単に自由を手放していくことになるでしょう。

おわりに
──未知の医薬品に二度と飛びつくな

２０２３年11月16日、共同通信が驚くような記事を配信しました。京都大学教授・西浦博氏（理論疫学）らのチームが、「新型コロナウイルスワクチンの接種によって、国内の２０２１年2～11月の感染者と死者をいずれも90％以上減らせた」との推計をまとめたというのです。

続けて、「この期間の実際の感染者は約４７０万人、死者は約1万人だったのが、ワクチンがなければそれぞれ約６３３０万人と約36万人に達した恐れがある」と、驚くような数字を記事は伝えています（共同通信「コロナワクチンで死者9割以上減　京都大チームが推計」２０２３年11月16日）。

西浦氏といえば、パンデミック当初の２０２０年4月に、「人と人との接触を8

割減らさないと、日本で約42万人が新型コロナで死亡する」という予測を発表。「不安を煽りすぎだ」と批判され、「8割おじさん」と呼ばれるようになった人物です。

そんな8割おじさんの驚くような推計を、心から信じる人がいるでしょうか。この記事を掲載したヤフーニュースのコメント欄にも、次のような懐疑的な声ばかりが並んでいました。

「どのような試算で検証したのか？　結果だけ公表しても、その検証過程を公表しなければ何とでも言えますね」

「コロナワクチンで死者9割以上減は、さすがに盛りすぎじゃないですか」

「感染予防効果はないなんて、今や誰でも知ってるのに。どうしてワクチンのおかげで感染者が6000万人近くも減少したなんて言えるのかね？」

「この記事を信用できる人は、立派なワクチン信者です」

もしコロナワクチンに90％もの効果（感染予防、重症化予防）があったのなら、日本国内の陽性者と感染死が減っていてもおかしくありません。しかし、接種開始後のほうがコロナの陽性者も感染死も増えてしまいました。それどころか、国内全体の死者も激増したことは、本書で書いてきたとおりです。

それにもし、接種者の命をそんなにも守れたのなら、コロナ感染死はワクチンで守られなかった非接種者に大きく偏っていたはずです。しかし、そのようなデータを私は見たことがありませんし、まわりを見渡しても、知り合いの非接種者は私も含めみんなピンピンしています。

むしろ私は、本書の予防接種健康被害救済制度の分析などで示したとおり、接種した人たちの健康のほうが心配です。ワクチン接種開始後、日本国内の総死亡（あらゆる原因による死亡）が激増したという事実は、西浦氏の推計とは裏腹に、このワクチンには「効果をはるかに上回る害があった」ことを意味するのではないでしょうか。

「コロナワクチンで命を守れた」と言い張りたいのなら、西浦氏は仮定のシナリオに基づく推計ではなく、実際の統計を取得して接種者と非接種者の予後（陽性率、入院率、総死亡率）を偏りなくフェアに比較したデータを示すべきです。

住民台帳と接種歴を紐づけるなどすれば、すぐに確認できるはずのことです。そうした調査をすべきだと、私は接種前から一貫して主張してきました。しかし、政府・厚労省、学会、研究者たちがやろうとしないのは、よほど自信がないからではないでしょうか。

実際の統計に基づく信頼できるデータが出てこないかぎり、私はコロナワクチンが安全で有効だとは信じませんし、読者のみなさんも信じる必要はありません。

新薬の罠

ただ心配なのは、このような研究結果のニュースを信じてしまう人が出てくることです。ヤフコメやSNSでは西浦氏に批判的な投稿が多く見られました。本書の読者も鵜呑みにはしないと思います。

ですが、2ちゃんねる創設者のひろゆき氏はX（旧ツイッター）に、「コロナワクチン接種のために自衛隊を動員したり、かなり無茶をしましたが、結果として35万人の命を救った事になります」「当時の菅首相と河野大臣は、評価されてもいいと思う」などと投稿していました（よろず～「ひろゆき氏、京大チームの『コロナワクチンで死者9割以上減』推計を評価『35万人の命を救った』」ヤフーニュース2023年11月17日）。

こうした影響力がある人の発言や大手マスコミの無批判な報道によって「やっぱりコロナワクチンは打つべきではないか」と思い直す人が増えてしまうかもしれません。

それだけではありません。厚労省が2024年度からのコロナワクチンを定期接種化して、65歳以上の高齢者や重症化リスクの高い人を対象に、秋から冬にかけて年1回行う方針で検討しているというニュースも流れました。

65歳未満で重症化リスクの高くない人は任意接種となり、全額自己負担となる可能性がありますが、定期接種の対象者は地方交付税で3割補助したうえで、一部自己負担で接種を受けられる見込みです（共同通信「コロナワクチン、定期接種に費用の一部、自己負担も」2023年11月17日）。

この定期接種が始まると、「コロナで死んでしまう人もいる」「ワクチンを打てば重症化が防げる」というキャンペーンが展開されるでしょう。それを見て、また多くの高齢者がコロナワクチンを打ち始めるのではないでしょうか。

しかし、真面目に打ち続けている人は次で8回目の接種となります。副反応のダメージが蓄積して、健康被害を受ける人がさらに増えるのではないかと心配です。しかも、次のワクチンはインフルエンザとの混合であったり、レプリコンワクチンであったりする可能性があります。そうしたものを何百万、何千万という人が打った場合に、どんなことが起こるのかは、まだ誰にもわかりません。

ですから、本書の読者にお願いしたいのですが、とにかく「ワクチンを含む新しい医薬品には、安易に飛びつくな」と一人でも多くの人に伝えてほしいのです。

私の前著『医者が言わない薬の真実』(宝島社新書)でも書きましたが、たくさんの人が「新しい薬やワクチンほどいいものだ」と誤解しています。たしかに、電化製品や自動車であれば、そのようなことが当てはまるでしょう。新製品になるほど新たな機能が付き、便利で安全になっていくからです。

しかし、医薬品にはそれは当てはまらないのです。なぜなら、市販される前に行われる新薬の治験だけでは把握しきれない有害事象が、必ずと言っていいほどあるからです。

治験だけでは本当の安全性はわからない

通常、新薬の治験は数百人、数千人レベルで行われます。これに対し、最初の武漢型に対応したファイザー社のコロナワクチンは、実際のワクチンを打つ「接種群」約1万8000人と、偽のワクチンを打つ「非接種群」約1万8000人とを比べる治験が行われました。これは異例の大規模なものです。

ですがそれでも、たとえば5万人に1人の頻度で死亡するレベルの有害事象は、検出できない可能性が高いのです。ましてや数百人、数千人レベルの治験だと、ほぼ検出できないでしょう。それに、1人か2人、接種後に入院したり死亡したりする事例があったとしても、ワクチンのせいではなく「偶然」で片づけられてしまうかもしれません。

5万人に1人の確率というと、低いように感じるかもしれません。けれども、1億人に接種すれば、2000人も犠牲者が出ることになります。1万人に1人の確率で重篤な副反応が出るとしたら、1億人だと1万人が健康被害に遭うことになるのです。

本格的に実戦投入される前に行われる治験だけでは、その医薬品が本当に安全で有効と言えるのか、わからないことのほうが多いのです。それゆえ、製薬会社には新薬を発売した後に、「製造販売後調査」を行うことが法律で義務づけられています。新しい医薬品を販売したら、製薬会社は未知の副作用・副反応が出ていないか、医療機関から情報を収集しなくてはならないのです。

その製造販売後調査や市販後の研究の積み重ねによって、新たに深刻な副作用が浮かび上がり、どんな人には使ってはいけないのか、どんな人には安全で有効に使えるのかといったことが、徐々にわかってくることが多いのです。

逆に言うと、古い薬のほうが安全性や有効性に関するデータが蓄積されていて、安全かつ有効に使えるということになります。よく勉強しているベテランの医師ほどそれをよく知っているので、新しい薬に安易に飛びつかず、古くても実績のある薬を優先して処方します。

こうしたことを知らない人は、新しい薬をすぐに使ってくれる医師のほうがいいと思うかもしれません。ですが、むやみやたらに薬を増やさず、使うとしても実績のある薬を処方してくれる医師のほうが、本当は信頼できるのです。

製薬会社には「効果を過大評価して、害を過小評価する」動機が働く

医療現場を長く取材してきたジャーナリストとして、そんなことは医師にとっても常識だと思っていました。コロナワクチンにしても、mRNAワクチンという遺伝子技術を使った従来にない未知の医薬品ですから、多くの医師が接種をためらい、打たない人も多いだろうと思っていました。

ところが、2021年2月に医療従事者からの優先接種が始まると、多くの医師が率先してコロナワクチンを打ち始めたことに、私は驚きました。一般の人たちだけでなく、医師たちも「新しい薬に飛びつくな」という常識を持っていなかったのです。

サリドマイド事件、スモン＝キノホルム事件、薬害エイズ、薬害肝炎、薬害イレ

ッサ、子宮頸がんワクチン問題など、過去にもさまざまな薬害が起こりましたが、私にはコロナワクチンの薬害も同じ歴史の繰り返しとしか思えません。

「安全だ」「有効だ」という製薬会社の触れ込みに医学会の権威がお墨付きを与え、それを信じた多くの人が安心して使った結果、それまでわからなかった健康被害が多発する——これが、典型的な「薬害」の構造なのです。

製薬会社は慈善事業を行っているのではなく、営利企業です。利益を出すためには、一人でも多くの人に自社製品を使ってもらわなくてはなりません。薬価の下げられた古い薬では儲けが出にくいので、新薬メーカーは薬価の高い新製品を是が非でも売りたいのです。

にもかかわらず、もし安全性と有効性に疑問符がついて売れなくなったら、数百億、数千億ともいわれる開発費がパーになります。それゆえ、製薬会社には「効果を過大評価して、害を過小評価する」動機がどうしても働きます。

そうした製薬会社の暴走を防ぐためにも、医師たちには製薬会社の出すデータを慎重かつ批判的に吟味し、利益優先になっていないかを厳しく監視してほしいのです。ところが、残念ながら、今や世界中の医学界が製薬マネーに毒されており、そのような役割を期待できそうにありません（詳しくは拙著『医療ムラの不都合な真実』〈宝島社新書〉などを参照してください）。

医学界に頼れないとしたら、健康被害に遭わないために私たちはどうすればいいのでしょうか。繰り返しになりますが、まずは新しい薬やワクチンに飛びつかなければいいのです。

自分の命を守るため同調圧力に屈するな

本書で見たように、新型コロナ、インフルエンザにかぎらず、今後、さまざまなウイルスに対応したｍＲＮＡワクチンが出てくるはずです。そのたびにウイルスの恐怖や不安が煽られるでしょう。場合によっては、本当に恐ろしい「人工ウイルス」がバラまかれることだってあり得ます。

ですが、そのような場合でも、どうか慌てないでください。どのような事態が起こっているのか多角的に情報を集め、冷静に推移を見守るようにしてください。新しいワクチンや薬が出てきたときには、そのウイルスのリスクに見合った安全性や有効性があるかをしっかりと見極めましょう。

そしてワクチンは必要ないと判断した場合には、「打たない権利」を臆することなく社会に主張しましょう。そこで同調圧力に屈してしまったら、今度こそ完全に自由が奪われ、健康や命まで失ってしまうかもしれません。

我々はコロナワクチンによって史上最大の薬害を経験したのですから、もう「無知」であってはいけません。愚かな歴史を繰り返さないためにも、ワクチンに厳しい目を向けている人たちがXや動画、著作などを通じて発信している情報から学んでください（もちろん、どんな人の発信も鵜呑みにしてはいけません。さまざまな情報から自分の頭で考えることが必要です）。

私の一連の著作も、その一助になればと願っています。

２０２３年12月

鳥集 徹

鳥集 徹（とりだまり・とおる）
1966年、兵庫県生まれ。同志社大学文学部社会学科新聞学専攻卒。同大学院文学研究科修士課程修了。会社員・出版社勤務等を経て、2004年から医療問題を中心にジャーナリストとして活動。タミフル寄附金問題やインプラント使い回し疑惑等でスクープを発表。「週刊文春」「女性セブン」等に記事を寄稿してきた。15年に著書『新薬の罠 子宮頸がん、認知症…10兆円の闇』（文藝春秋）で、第4回日本医学ジャーナリスト協会賞大賞を受賞。他の著書に『医学部』（文春新書）、『東大医学部』（和田秀樹氏と共著、ブックマン社）、『新型コロナワクチン 誰も言えなかった「真実」』『コロナワクチン失敗の本質』（宮沢孝幸氏と共著、ともに宝島社新書）、『薬害「コロナワクチン後遺症」』（ブックマン社）などがある。

宝島社新書

コロナワクチン 私たちは騙された
（ころなわくちん わたしたちはだまされた）

2024年1月9日 第1刷発行
2024年2月28日 第2刷発行

著 者 鳥集 徹
発行人 関川 誠
発行所 株式会社 宝島社
〒102-8388 東京都千代田区一番町25番地
電話：営業 03(3234)4621
編集 03(3239)0927
https://tkj.jp
印刷・製本：中央精版印刷株式会社

ISBN 978-4-299-05042-7